醫生，不醫死

急診室的20個凝視與思考

傅志遠／著
林口長庚紀念醫院
外傷急症外科主治醫師

專文推薦

握持手術刀，站在鋼索上的人

生命究竟價多少？又值幾斤幾兩？生命的價值應該如何衡量，一直以來都是難解的問句。這個問題明明很重大，但是書本沒有寫，老師也沒有教，我們都只能看著摸索。

有人忙於權位，有人追逐財富，有人困於宿命，有人不屈不撓，也有人冀望來世，在急診室、手術房這處時時上演生死劇本的舞台上，關於人間的虛妄是一覽無遺。傅志遠醫師身在其中體驗無數的酸甜冷暖，娓娓道來的故事，更是引人入勝。

從字裡行間，清楚感受到傅志遠醫師的熱血與投入，有外科醫師旺盛燃燒的幹勁，更還有著在挫折中昂首的勇氣。

這一回，傅志遠醫師用不少篇幅探討現今醫療的困境，猜忌與懷疑成為家常便飯，讓醫師像是站在鋼索上的人兒，擺盪風中跌跌撞撞，寸步難行又脫身不得。人體的運作很複雜，疾病又總是千變萬化，偏偏在現在的醫療環境中，治療疾病反而成為最單純的一件事，甚至常常求之而不可得。

傅志遠醫師或從旁觀者的角度，或從當事者的角度，細細解讀其中的錯綜複雜，抽絲剝繭，解出人心的難處與掙扎。

人間世事從來都不簡單，每一個人都會看到不同的面向，執著於不同的癥結，偏偏每一個人都確信自己所認知的就是真相。千千萬萬結越纏、越繞、越難解，誠如傅醫師所言，這是一場沒有贏家的戰爭，也是沒有盡頭的戰爭。牽涉到的不只是一個人，而是一群人，甚至是一整個世代。當我們專注於眼前而僵持不下，猛一回首才驚覺已全盤皆輸。

醫學的存在是為了解答生命的難題，卻意外引發出更多的難題。陷在這樣的困境中，醫學早就淪為配角，生命的本質似乎又更加地模糊了。

每當感到困惑之時，我們總會期盼一個圓滿的答案，雖然我們曉得這是遙不可及的奢求，但是唯有更多的思辨與討論，才有可能一點一點的發掘，才能更接近答案一點點。

《醫生，不醫死／急診室的20個凝視與思考》提供給我們許多思考的空間與角度，這些故事可以是茶餘飯後的話題，更能夠是重要且值得深究的課題，關於生命，關於人性，關於每一個身在凡塵的你與我。

外科醫師、《刀下人間》作者　**劉育志**

目次

第3部 那些醫師教我的事

楔子

一如往常的值班夜，救護車呼嘯而過，伴隨著外科急救室裡七嘴八舌的人聲鼎沸，映入眼簾的是一位被車輾過的老人。

傷者呈現重度昏迷、身邊沒有任何親友家屬、事故現場沒有目擊者、身上亦無任何身分證明文件。心電圖上微弱的心跳，是我們對他唯一的認識：傷患目前正處在死亡進行式，死神即將奪走他的性命。

初步的檢查顯示，腹部有大量出血，身為當日值班的外傷急症外科主治醫師，我做出立即開腹止血手術的決定。雖然我沒有把握救得了他，甚至連救活的機會都微乎其微，但電光石火間並不容我有半點遲疑，基於職責與專業，我考慮的是「該怎麼救」？而不是「該不該救」？

就在手術前的準備時，一同值班的住院醫師連續問了我好幾個問題：「病人已經失血休克一段時間，就算把血止住了，他也可能成為終生醒不過來。」「我們救一個植物人的意義何在？」「現在還聯絡不上老先生的家屬，開這麼危險的刀，如果最後傷重不治，會不會突然冒出某個家屬來質疑我們的處置？」「可以預期這個病人就算不死，也得住院上好一段時間，之後一定又得寫檢討報告，或是面對來自院內各方『浪費資源在無效醫療』的責難……」

醫療專業上，該不該治療，答案相當清楚。

但住院醫師提出的問題，是醫療之外的倫理、經濟、甚至是社會問題。在這個醫病關係緊張、彼此信任感薄弱的現今社會，這些問題似乎比醫療本身更該被考慮。

當時的確猶豫了一會兒，我當然害怕自己的決定，非但沒能解決問題，反而給自己找了大麻煩。但病患的生命正在流失中，我多遲疑一分，他存活的機會就又少了一分。

此時此刻，只有一件事該做，就是幫他拚命！

手術刀劃開肚皮，破裂的肝臟與好幾條破裂的血管，在病患的腹腔內肆虐著，對著外科醫師張牙舞爪、耀武揚威，我用最快的速度完成止血手術……

在專業上，無疑我取得了勝利。

但接下來的發展，就如同事在術前所擔心的，問題一一浮現。外科醫師除了治療病患的傷勢之外，還得為了應付因人性所衍生的醫療外問題而疲於奔命。

病房裡、病床邊，每天上演著一幕幕人性寫實戲。手術刀即使能橫切縱剖，但依舊只是觸及表面的生理結構，還不如筆桿能直指人心來得透徹。

行醫多年，我試著以旁觀者的角色記錄這一切——記錄著因為人性的貪婪、自私與醜陋，交織而成的人生百態；也記錄著許多小人物所綻放的人性光輝，就如黑風中的燭光般微弱卻可貴；在醫病關係呈現緊張對峙的現今，描述每個醫療糾紛與血淚控訴之外的不同面相；同為白衣人，但未必每個都是天使，勾心鬥角各懷鬼胎，彷彿是現今紛亂社會的縮影……

未來，除了拚命，還有更多挑戰在等著我。

第1部

黑風中的燭光

24hr 急診室裡最赤裸的人性百態——
醫師、病人、照護者，
在生死拔河之間，
體現人性的光輝與體制的殘酷。

眼淚

與老太太非親非故的外籍看護，看著眼前這位最熟悉的陌生人已成了一具冰冷大體，不禁真情流露地嚎啕大哭，久久不能自己……

眼淚是人類宣洩情緒的工具，在醫院裡，每天都上演著生離與死別，我常看見家屬為了自己的至親摯友遭逢病痛而潸然淚下。有時，我不禁反問自己，若這不幸是發生在自己身上，有誰會為我流淚？而我，又會為誰流淚？

某夜，急診室接到一位從安養中心轉來、相當虛弱的老太太，據安養中心的照護人員表示，她已經好幾天吃不下東西，眼見進食狀況越來越差，才趕緊送到醫院就診。本以為只是單純因長期臥床而造成的腸道蠕動功能不佳，但電腦斷層的結果卻顯示，腹內有一顆顆數不清的腫瘤，正是這些腫瘤造成了腸阻塞。

看來病人需要接受手術治療，但是安養中心的人員對病情不了解，也不敢替接下來的處置做決定，只得聯繫病人的子女們到醫院。不同於一般人對自己父母生病時的激動反應，他們僅淡淡地在電話中表示：「現在時間已晚，有什麼事明早再說……」電話掛上前又補了一句：「原則上我們不打算做太積極的治療，也放棄所有的急救……」

這讓身為當晚值班醫師的我相當不以為然，「再打一次電話，請他們現在就到醫院來了解病情！連病情都還沒弄清楚就說要放棄，天底下豈有如此不負責任的子女？要不要治療或是要不要急救，不是電話裡頭說說就算！」經過再次聯絡，他們才心不甘情不願答應，但仍拖了好幾個小時才慢條斯理地前來醫院。

為了讓家屬明白事態的嚴重性，再加上或許是對他們的第一印象已經不佳，所以我在解釋病情時相當直接：「你們母親腹內有非常多腫瘤，雖然目前原發位置還不明，但以這樣的影像來判斷，極有可能是惡性腫瘤，而且應該算是末期的腫瘤，預期的壽命可能不會太長。」語末我再追問了一句：「你們知道她過去有任何腫瘤的病史嗎？」

站在我面前的是病人的女兒和女婿，他倆互望一眼後並沒有給我答案。病人的女兒只是聳聳肩表示：「過去幾年她都住在安養院裡，我們每年去看她的時候都好好的，或許安養院的看護可能比我們更清楚她的狀況。」她的話中透露出對自己母親的關心僅止於一年探視一次的程度，而家屬事不關己的態度與一問三不知的反應，令醫護人員看了既生氣又無奈。

我嚴肅地說明病人需要手術的事實。或許擴散的腫瘤終究無法根治，但眼前更急迫的問題是因為腫瘤增生造成的腸阻塞；手術的目的並非將腫瘤完全切除，而是治療腸阻塞，或許病人可以因此有更好的營養狀況，以接受後續針對腫瘤的化學治療；否則，還沒等到腫瘤奪去病人的生命，她很快就會死於腸阻塞造成的脫水與營養不良。

病人的女婿表示自己只是外人，沒有意見；而女兒只是冷冷地說了一句：「你說要開刀，那就開吧！」看她簽署手術同意書的俐落動作，很難想像眼前要接受手術的是她的母親，我不確定此刻她的心情是關心還是擔心。

手術結果如我們所預期，腫瘤的切片證實的確是惡性。在腸子的繞道重建之後，病人又再度可以進食，對於腫瘤或許無能為力，但外科醫師能做的就是把她的腸子接通，至少能讓病人最後一段路的生活品質好一點。

可惜這一切都只是治標不治本，儘管手術算是成功，隨後我們也幫病人進行了化學治療，但成效並不理想，惡性腫瘤仍然一點一滴侵蝕老太太的生命。

在治療過程中，家屬很少出現，即使來探病也是如候鳥般閃電來去，自從在急診室見過一面之後，便沒有機會再針對病人的病情進行說明與討論。

此時，唯一陪伴在老太太身邊的是一名外籍看護，她是我每天查房時，除了病人本人之外唯一會面對的對象。當我建議病人應該多下床活動時，當天早上我就看見她奮力將老太太抱上輪椅，推著她到處活動，好幾次我在醫院大廳看見這位外籍看護勤快地推著病人散步；當我告訴病人要多吃點東西，才會有體力繼續治療時，她會一口一口努力餵老太太進食，甚至偶爾病人心情不好而食慾不佳，也是她好說歹說、半哄半騙地安撫老太太。

可惜，腫瘤擴散的速度遠遠超過了醫療效果，隨著病情逐漸惡化，原本計畫進行的化療也不得不中止。在病情出現變化的此刻，我必須請家屬到醫院來了解狀況，也對老太太的後續治療計畫做個決定。

我準備了許多醫療影像做為病情說明輔助之用，也請團隊中的腫瘤科醫師陪同召開病情說明會，甚至還找了幾篇醫學文獻做為治療計畫的依據。但當我們把所有的人員與資料都備齊時，家屬只是在電話裡面表示：「沒空來醫院。」他們僅有的交待還是那幾句話：「放棄所有急救。」「順其自然，我們不打算做積極治療。時間到了，你們醫院自己作主，叫往生室接走就好……」

屢次通知不來的結果，不得已我只好親自去電，換來的竟是一頓冷嘲熱諷：「你怕什麼，我又沒有質疑你的醫療；而且我們也不會賴帳，你可以放心，不要再一直打來了！」當下的感覺只是一陣悲哀，替病人感到悲哀，替醫療的尊嚴感到悲哀，更替家屬的言行感到悲哀。在我聽來，家屬的意思很簡單，就是：「等人死了再打來……」

我們花了不少時間準備病情說明會，希望能做為醫病之間溝通的橋梁，但家屬只用幾句話，就把我原本打算詳細說明的病情給打發掉。

接下來的幾週，病人陷入了等待，不是等待出院，而是等待死亡……

每天的查房時間，走去這位老太太的病床旁是我最痛苦的時刻，因為除了口頭的安慰與鼓勵，我拿不出一點實質行動來幫助病人。況且老太太已經陷入了昏睡狀態，一天之中醒著的時間越來越短，就算是醒著，我也不確定她是否知道我在說什麼。

反而是這位照顧病人的外籍看護，該做的事情她一樣都沒有少，餵食、翻身、拍痰、按摩，甚至推著老太太坐輪椅到處散步，並沒有因為病人的病情不佳而偷懶。她還用那不太標準的國語說話給老太太聽，也不知老太太是否聽得見或聽得懂。

臨終的那一晚，老太太在安詳的睡眠中離開。血壓越來越低、心跳越來越慢，接著是心電圖的一條直線。一切早在預料之中，只是時間的早晚而已。

以電話通知家屬，話筒那頭只有簡單一句回覆：「我知道了。」

從過去的接觸經驗來看，我相信他們沒有一滴眼淚。

沒有眼淚的不只是家屬，其他負責協助處理病患大體的護理人員與往生室同仁，基於工作的專業，不能、也不應該有眼淚；身為病患的主治醫師，我到現場確認了她的死亡。對於疾病的進程與醫療的極限，我雖然感到很遺憾，但是也同樣沒有眼淚。

反而是與老太太非親非故的外籍看護，看著眼前這位再熟悉不過的陌生人，如今竟成了一具冰冷遺體，不禁真情流露地嚎啕大哭，久久不能自已。

轉身離開病房時，我的眼眶有些泛紅，眼角落下了一滴淚水。

這滴淚，不是為病人流，而是為這位重情重義的外籍看護而落下。

異鄉命

一個人在異鄉打拚，除了要面對工作的辛勞和不足為外人道的辛酸外，同時還必須面對許多不友善與不近人情的漠視。

這些年臺灣引進了不少外籍勞工，每次看到他們時，我總會想，一個人到異鄉工作有多麼辛酸，因為做的是工廠、看護工、幫佣這類以勞力為主的工作，再加上語言與文化的隔閡，他們能否受到平等的尊重與待遇？他們是否能感受到我們這片土地引以為傲的人情味？

值班時間我接到了急診的會診，病患是三十歲的年輕女性，連日來的高燒不退與右上腹痛，檢查結果是膽結石引起的急性膽囊炎，可能需要手術治療。

到了急診現場我才知道病患是一位外籍勞工，在臺灣沒有家人，陪她來就醫的是她的雇主老闆娘。

病人獨自躺在床上，旁邊沒有人陪伴，我習慣性問了一句：「妳的老闆呢？」她搖搖頭沒有回答。「坐在那邊椅子上。」一旁的護理人員幫忙答腔，指著遠處等待區的一位中年婦女，「她從一進急診就沒有停止過抱怨。」護理人員又順口補了這一句。

了解完病人的病情之後，我要向雇主說明目前的疾病以及建議的治療方式，她很不情願地挪動屁股起身，「檢查完了沒？她到底是什麼病？我們拿藥回家吃就可以走了吧！我花錢請她來照顧我，結果現在我卻得大半夜不睡覺來照顧她！」雇主一邊走過來一邊嚷嚷著，音量大到引起其他就診病患的側目，此刻我終於理解先前護理人員所說的「一進急診就沒停止過抱怨」是什麼意思。

「病人有膽結石，她現在的問題是膽結石引起的膽囊炎。」

「膽結石？那不是膽固醇太高才會有嗎？她這樣黑黑瘦瘦的也會膽固醇過高？一定是來臺灣之後吃得太好了！」雇主當著病人的面講出這一番歪理時，自己還得意的乾笑幾聲，語氣中充滿了輕蔑與嘲笑。

「以目前的病況來看，我建議要手術治療，否則膽囊炎會反反覆覆的發作，嚴重的話，可能會有敗血症和生命危險。」

「一定要開刀嗎？你開點消炎藥給她吃就好了，她撐得住，沒問題的。」雇主又是一番自以為是的言論。

在行醫的過程中，遇到家屬拒絕手術是常有的事，大部分的原因都是害怕手術可能的風險。但從與雇主的這一段對話看來，我相信她對病人沒有任何的感情，自然對病情或風險也不會關心。因此令我不解的是，既然外籍人士也享有全民健保，在不需要雇主出錢的狀況之下，何以要替病患拒絕治療？

「無論如何，病人現在都需要治療，就算不接受手術，住院接受抗生素治療也是免不了的。」針對疾病，我提出治療建議。

「她來我家工作還不到半年，就三天兩頭生病跑醫院，每次都給我找麻煩。如果這次又住院，那一大堆家事誰要來做？」雇主不停數落著躺在床上相當虛弱的病人。

「這我沒辦法回答，不管她是誰，在我眼前就是一個需要治療的病人，我只是做出必要的建議而已。」雖然對她的觀念和態度相當不以為然，但我也只能聳聳肩表示無奈。

「開刀和不開刀，哪一個住院時間比較短？哪一個可以快點回去工作？這些費用健保應該都有給付吧？我應該不用幫她出錢吧？」一般人問的都是手術相關的風險或利弊，但老闆娘的問題，卻都圍繞在省錢與快點讓外籍看護回來工作的前提之上。

或許我可以理解雇主的無奈，但我相當不認同這樣對待員工的態度——如果她有把外籍看護當成自己員工的話。

經過考慮，病人決定接受手術，想當然耳，所有的文件都是病人自己簽署，住院手續還是好心的護理同仁幫她拿去住院櫃檯辦理，雇主只丟下一句：「我是她的老闆，憑什麼要我替她跑腿？」然後自顧自地走去打電話，內容脫不了抱怨自己很倒楣云云。

手術後，我照例拿切下來的檢體要解釋病情，手術室外卻沒有一個人，電話聯絡，才知道雇主已經回家了，她很明白地表示自己並不在乎，並且已與人力仲介公司解約，接下來的事情與她無關，後續將有病人的同鄉前來幫忙照顧。

出院後的門診追蹤不見病人蹤影，只有一位公司的代理人來索取診斷書。據說她出院當天就以「健康因素不適任」為由遭到開除，從此淘金夢碎黯然回國。

＊　＊　＊　＊　＊

某個忙碌的下午，急診來了一位主訴胸痛的年輕男性。病人是泰籍勞工，在工地做事時突然感到不適，因此工地的主任陪他來就醫。

雖然年輕人很少有心臟方面疾病，但畢竟胸痛的原因可大可小，急診值班的我們不敢掉以輕心，還是幫他安排了一系列的檢查。

「不用那麼麻煩，應付他一下就好了。這傢伙這個月已經裝病第三次，隨便照張X光讓他死心，沒事就可以回去繼續做事了。他們最喜歡用裝病跑出來混時間！」工地主任一派輕鬆地表示，他對於工人裝病的行為早已司空見慣，任何偷懶行為都逃不過他的「法眼」。今天他本想比照前幾次，去藥房買點止痛藥給他吃，但經理交代要來醫院檢查一下。

檢查之後可不得了，病人得的是會有生命危險的主動脈剝離，而且需要立即手術，一刻都不能等！

我趕緊聯絡心臟外科的總醫師來會診，評估完病人的狀況之後，他詳細地說明了需要手術的理由以及可能合併的高死亡率。

工地主任聽完之後沉吟了一會兒，「真的一點都不能等嗎？能不能過個幾天再說？我們會幫他聯絡泰國的家人，看看是要等他的家人過來再決定，還是要送他回去泰國再處理。」

「主動脈剝離就像是一顆不定時炸彈在體內，什麼時候會爆炸沒有人會知道。現在看起來好像沒事，說不定下一秒就會死亡。」心臟外科醫師話講得很直接，但這也是事實。

「我們公司的立場當然是希望最好能送回去泰國再治療，你也知道，這種事情很棘手……」工地主任把我們拉到一旁，低聲說了這幾句話。

「他目前處於非常危險的狀態！」雖然心臟外科醫師講話簡短鏗鏘有力，但可惜醫師也只能就病情給予專業建議，病患的決定我們無權干涉。

工地主任拿起電話講了一會兒，還是堅持不肯開刀，決定辦理自動離院。

「撐幾個小時坐飛機應該沒問題吧？我叫他的同事去宿舍幫他收行李，然後去機場跟我們會合，我們經理說現在就直接送他回泰國，只要撐到下飛機就不關我們的事了！」

後來，我也不知道那名泰籍勞工是否順利回到國家，手術是否成功。一個人在異鄉打拚的除了要面對工作的辛勞和不足為外人道的辛酸外，同時還必須面對許多不友善與不近人情的漠視。異鄉遊子異鄉命，在這片以人情味著稱的土地上，這些故事卻是真實地上演著。

同病相嫉

人總是習慣和別人比較，彷彿只要世界上還存在著比自己不幸的人，自己的人生就有最後一點希望。

「請問切片報告的結果出來了嗎？」病人見到我來查房，第一句話就急著問我狀況。

他是一位前天下午因為胃出血而來掛急診的病人，當時接受了緊急的胃鏡治療。但是胃腸科醫師發現，造成出血的原因並不像常見的胃潰瘍，反而比較像是胃癌，因此在胃鏡止血過程的同時也做了病理切片。治療之後他被安排住在外科病房，一方面觀察是否有再出血的可能；另一方面也是等待切片結果，若是胃癌則需要以手術切除。

「沒那麼快，病理切片化驗的步驟很複雜，通常都需要好幾個工作天。不過，從你今天早上的抽血報告，還有鼻胃管引流的顏色來看，胃出血的問題應該是控制住了！」我知道病人都希望盡快知道結果，但我能做的也只是請他耐心等待，並且安慰他病情已有進步。

「不能快一點嗎？這樣的不確定感，真讓人難熬。」雖然知道催不得，但他還是忍不住埋怨了一下。

剛好，躺在隔壁病床的也是我的病人：一位中年男子，腹痛發燒好幾天，同時還有全身黃疸，急診的初步診斷是膽管發炎。但電腦斷層只看到膽管末端受到阻塞，使得膽汁淤積而引起發炎，至於造成阻塞的原因為何，則需要再做更進一步檢查。

「目前先用穿刺引流的方式解決膽汁淤積問題，再以藥物控制發炎與感染，等到症狀緩解後，我建議做膽管攝影來檢查造成阻塞與發炎的原因。」我對病人說明接下來的治療計畫。

「我一向都很健康，幾十年來也沒住過院，為什麼會無緣無故膽管發炎？」

他似乎對自己生病感到相當意外。

「你問到一個重點：膽管炎確實不會『無緣無故』發生，膽管也不會『無緣無故』阻塞。所以阻塞的原因一定要查出來。」

「依照您的判斷，造成阻塞的原因是什麼？」

「一般來說，大部分的膽管阻塞都是膽管末端的結石造成，不過從你的電腦斷層影像中，並沒有看到明顯的膽結石或是膽管結石，所以似乎比較不像是結石造成……」話說到這裡，我語氣特別停頓了一下，「再加上先前的抽血檢查中，你的腫瘤指數高過正常值好幾倍，因此不能排除是腫瘤造成的膽管阻塞……」

「腫瘤！怎麼可能？」他高亢的語調顯示出不可置信與不安的情緒。

「這只是我的懷疑而已，你不要太擔心，一切還是先等檢查做完再說。」雖然從各方面線索都讓我懷疑是腫瘤所引起，但在診斷尚未確定之前，我不想增加病人的壓力。

當我準備離開病房時，先前那位胃出血的病人把我攔住：「醫師，可以借一步說話嗎？我剛才聽到您與隔壁先生的對話，似乎他的病也可能是腫瘤造成的。

我聽說醫院通常會安排同類疾病的病人住在一起，換句話說，是否你們已經認定我得到胃癌的機會很高？」

我知道在等待結果的不確定中，會令人胡思亂想，但他卻問了一個我想都沒想過的問題。「床位的安排純粹只是巧合啦！你不要想太多，一有結果我會立刻告訴你。」

當天下午的門診時間，另一位膽管發炎的病人竟也來診間敲門：「不好意思，打擾您看診。我還是很擔心腫瘤的問題，可否請您再說明一次？」

或許是對「腫瘤」二字的恐懼，也可能是查房時間我說明得不夠仔細，因此我花了點時間畫出膽道相關的解剖位置，以圖形的方式來讓他理解目前的疾病與治療方向。

「我自己有上網查過，膽管癌的機率很低，至少比胃癌低對不對？」聽完我的解釋，他總算對自己的病情有多點了解，但也附帶問了這句沒頭沒腦的話。

「這是兩個不同的疾病，有什麼好比較的？」我反問他這個問題的目的。

「剛才我跟隔壁床的病人聊過，他目前還不確定是否得到胃癌。我的意思是……跟他比起來，我得到癌症的機會應該低得多吧？」他吞吞吐吐地說出這幾句話。

「你顧好自己就夠了，人家的病關你什麼事？」我又好氣又好笑地打斷他。

接下來的幾天，兩位病人都恢復得非常好。胃出血的病人已經恢復正常進食，若非等待病理報告結果，他其實早就可以出院；另一位膽管炎病人的黃疸與發燒，也在膽汁引流與藥物治療後明顯改善，接下來就等著做膽管攝影。

或許是因病結緣，兩個人經常結伴在病房的交誼廳裡看電視，有天晚上我甚至遇到他們兩位一起到醫院對面買晚餐。

「我們是名副其實的『同病相憐』！」其中一位打趣著對我說。

「我們已經約好，等到病好出院後要一起吃頓飯慶祝，到時候您也一定要來賞光！」這或許算是某種程度的「共患難」，這對難兄難弟似乎在短短的幾天裡建立起深厚的感情。

膽管炎的病人隔天接受膽管攝影檢查，證明了我先前的懷疑：內視鏡下看到膽管出口長出腫瘤，雖然沒有正式的病理切片報告證實，但就經驗上來看，長在這個位置上的腫瘤多半屬於惡性。

可以預期他強烈的情緒反應，畢竟這是一件攸關生死的大事，接下來將要進行一項相當大的腹部手術。

與我討論完病情與治療計畫後，「那他呢？他的報告出來了嗎？應該也是癌症吧！」剛好隔壁那位疑似胃癌的病人不在病房，他指著隔壁床位向我打探。

「又來了！管好自己的事就好！」事關病人的隱私，我不想回答這個問題。

「我比他年輕，生活習慣也比較正常，得癌症的機率應該要低得多。結果我竟得到這麼罕見的腫瘤，我猜他也逃不掉……」做完必要的病情解釋後，對於他這些無意義的喃喃自語，我轉身離去不太想搭理。

「之前他們兩個會互相打氣，鼓勵彼此運氣不會那麼差，結果沒想到自己先聽到壞消息，所以一時情緒難以接受……」或許看到我有些不高興，他的妻子趕緊衝出來解釋。「之前還有一位難友，可以彼此取暖、分擔壓力，如今自己的期待卻落空，因此或許在情感上，也希望另一個人會跟他一樣吧！」這番話說出了他真實的內心世界。

兩個無冤無仇、甚至看起來感情還不錯的朋友，因為自己的際遇不順，下意識地以連帶希望對方也遭遇不幸的方式，讓自己好過一點……

這是複雜人性的真實寫照。

「要不要去樓下的咖啡館坐一坐？」當隔壁的病友散步回來時，很熱情地邀請他同行。

「你自己去吧！我沒有心情。」他懶洋洋地躺在床上不為所動。

「怎麼了？早上做的檢查結果還好嗎？」

「醫生說我的膽管末端長了腫瘤，而且很有可能是惡性腫瘤，我所有的期待都落空了。希望你的病理報告也快點有好結果，祝你『長命百歲』。」雖然他靜靜地講出這幾句祝福的話，但感受得出裡頭濃濃的酸味。

「你……算了！」這些話任誰聽了都會不舒服，只是體諒對方情緒的低落，這位病友也不想跟他吵架。「天無絕人之路，雖然是惡性腫瘤，但若早期發現早期治療，或許不見得需要那麼悲觀。」病友不但不介意，甚至還出言安慰。

「或許吧！」他翻過身去，用被子矇住頭不願多說。

隔天一早，我收到病理科的回報，那位胃出血的病人也證實是胃癌。我相信這對他來說一定是個壞消息，但還是第一時間讓他知道。

聽完我的病情解釋後，他呆了半晌，說不出話來。

回神後，他竟也問我：「跟隔壁那位比起來，胃癌應該比膽管癌要容易治療吧？昨天晚上我聽到他與太太的對話，好像要接受的手術風險很高；我要接受的胃切除手術，應該算是風險比較低的手術吧？」

昨天還聽他安慰一旁的病友，但今天的態度卻有一百八十度轉變。

人總是習慣和別人比較，希望能成為「最好」；若沒辦法成為「最好」，則會退而求其次，希望不要成為「最不好」。彷彿只要世界上還存在著比自己不幸的人，自己的人生就有最後一點希望。

兩個素昧平生的人，以「希望至少還有人比自己不幸」的比較方式，讓自己有勇氣面對劇變，這種矛盾的人性，我始終參不透。

誰來買單？

我只有在老先生受傷的那一天，和他的兒子在急診室有一面之緣，倒是肇事的年輕人相當關心病人恢復的進度，令我產生「到底誰才是他的家人」的錯覺……

「他不是昨天就應該出院了嗎？為什麼還在名單裡？」查房時間，我指著住院病患清單問住院醫師，這是一個因車禍造成肋骨骨折的老先生，已經觀察了很多天，一切正常，於是我建議他出院休養。

「昨天下午他突然改變心意，要求再多住幾天，我跟他溝通了快要一個小時，他依然堅持不肯出院。」聽得出住院醫師的語氣相當無奈。

「他有什麼不能出院的理由嗎？」事實上，住院的目的是為了觀察肋骨骨折可能伴隨的氣胸與血胸，但觀察期也頂多兩三天的時間，至今老先生已經住院超過一星期。這幾天除了吃口服止痛藥之外，他並沒有因為住院而獲得更多額外的治療。

「理由還不外乎就是『家裡沒有人照顧』或是『想要等到比較不痛再回家』。但有些病人住院的目的是為了領取更多的保險給付。」負責協調此案的社工師，點出某些病患賴著不出院的心態，他們都習慣把醫院當作旅館來住，不但讓全民健保幫他們買單，甚至還能從私人保險中小賺一筆。

「看來還是得要我親自出馬了。」我決定自己去與老先生溝通，即使我覺得與病人爭辯何時該出院是一件很沒意義的事……

到了病房卻沒遇到病人，護理人員表示他一早就不見人影，到現在還沒有回來。於是我只好交代病房同仁，等到病人回來時再通知我。

當我們一群人轉進另一個樓層繼續查房時，在樓梯口遇到他正叼著一根菸。

「昨天又讓你多住一天，今天應該出院了。況且你現在可以正常地走來走去、甚至還能抽菸，代表恢復得很好，接下來我會安排你在門診追蹤。」我話說得婉轉又客氣，希望能夠達成「請」他回家的目的，又不能讓病人覺得我在「趕」他出院。

「我覺得我的胸口還很痛，況且你們醫院的服務不錯，所以我打算多住幾天再看看。」老先生一邊說這句話，一邊吐了一口煙。

「你目前已經沒有大礙了，疼痛的問題還需要一段時間才會完全緩解，況且每天住院的病房費與看護費也是一大筆開銷。」既然醫療上說不通，我試著從經濟的角度去分析住院的利弊。

「這你就不必替我擔心，撞到我的人會負責所有費用，所以有什麼最好的藥物你盡量用就對了。我已經一把年紀，過馬路被車撞到骨折，現在你又要趕我出院，我真的很可憐。」看著老先生吞雲吐霧的樣子，顯然他有恃無恐。我不是個沒有同理心的人，但此時我實在看不出來他哪裡可憐。

看來怎麼樣都講不通，無奈的我只好從病人的家屬著手。總希望能跟他們講講道理：並不是只要有人買單，醫療資源就可以毫無節制的浪費。況且健保也不可能給付不必要的住院費用，當金額超過健保給付的範圍時，若非病患自行負擔差額，這筆錢就得由院方吸收，因此醫師也有面對健保給付上限的壓力。

「令尊的傷勢是右側第五到第七根肋骨骨折，到目前經過一週的住院觀察，各方面恢復良好，已經沒有住院的需要。我會開立止痛藥物帶回家吃，後續在門診追蹤即可。」為了說服一個單純的肋骨骨折病患出院，同樣的話我已經說過不知多少次了。

「才住一星期你就要趕我們出院？這樣怎麼能顯示出我父親的傷有多重呢？肇事者要負全部的責任，所以如果沒有住到『完全好』，我們是不會輕易出院的！如果你還是堅持要我們出院的話，那你必須保證我父親出院之後平安沒事。否則除了肇事者之外，我會連你一起告！」電話中病人的兒子口氣相當不好，他這樣的態度已經不是抗議，而是接近恐嚇。

面對家屬的強勢，我知道再講下去勢必會起衝突。

雖然基於醫師的職責，我必須盡力治療傷患，但遇到這種近似無賴的態度與嘴臉，實在令人無法感受到傷者的可憐。

我反而同情起整起事件的肇事者：一位年輕的機車騎士，車禍後立即送傷患就醫治療，當家屬在急診室裡大聲責備時，他也只是不斷表達自己的歉意。住院期間沒有一天不來探視病人，病房裡堆滿他每次帶來的水果與營養品。

至於病人的兒子，我只有在老先生受傷的那一天，在急診室和他有一面之緣，之後沒有再出現過，全是透過電話聯繫。倒是肇事的年輕人相當關心病人恢復的進度，每天總會在查房時間與我討論病情，這樣的狀況令我產生「到底誰才是他的家人」的錯覺……

病人剛受傷住進醫院時，由於狀況不明，不確定是否可能有病情的惡化，因此雖然他不斷追問傷勢嚴重與否，我也不敢回答肯定的答案，言談中可以很明顯感受出他的緊張與害怕。但陸續的檢查結果一一明朗，證明沒有生命威脅或是永久性的失能，從他逐漸展露的笑顏中，可以看出心中的大石總算是放下了。

可是隨著住院的天數越來越久，似乎他也開始失去耐心。

「他到底還要住多久？我看他現在已經沒什麼事了嘛！真的有那麼嚴重嗎？」終於有一天，年輕人把我拉到病房外借一步說話。

「目前的治療與觀察已經告一段落，接下來要做的就是門診追蹤與復健。」針對醫療的內容，我對他據實以告。

「那你為什麼還讓他住在醫院，難道不能叫他快點出院嗎？」年輕人的聲調突然高亢了起來，開始變得不友善。

「事實上，前幾天我就告訴老先生可以回家了，只是病人與家屬還是很堅持不肯出院的立場。你也知道的，如果病人堅持不出院，我也不可能把他們趕走……」我刻意做了攤手與聳肩的誇張動作，很希望他能了解醫師的無奈。

「我和我的保險公司談過，他既沒死又沒殘廢，肋骨骨折頂多賠個幾萬塊而已，超過強制險理賠的部分，我一毛也不會付！」在我面前，他把話說得強硬，只是他是否搞錯了對象？

「我只是醫師，不會介入你與傷患間的糾紛，你要不要自己去跟病人說？」對於這種無謂的爭辯，我用四兩撥千金的方式避開。

「他要求要住單人房，還要請廿四小時的看護，每天的費用都要好幾千塊，我快要吃不消了！你最好想辦法在這兩天之內叫他出院！」眼見我對他的抱怨無動於衷，他對我既動之以情又威之以勢。

為了取得更多的談判籌碼，傷者向負責治療的醫師施壓；而肇事者的壓力來自於金錢的賠償，當他自己不敢對傷者說重話時，也把壓力轉移到無辜的醫師身上。照理來說，此時最正確的處理方式就是回歸醫療專業：「該住院就住院、該出院就出院，傷者與肇事者的糾紛讓他們在院外自行解決。」可是病人對我要求他出院感到不滿；另一方肇事者卻也因為我讓病人繼續住院而不悅。夾在傷者與肇事者的角力戰之間，原本只是單純提供醫療照顧的醫師，顯得進退維谷。

因應交通事故的筆錄需要，傷者要求開立一份診斷書，我按照病患的診斷與治療過程據實寫下「三根肋骨骨折、建議休養一個月」的醫師囑言。

病人的兒子拿到這份診斷書，對內容有相當多的意見。「你的診斷書內容寫得也太簡略了吧！我父親還有頭痛、頭暈、四肢無力的情形，全都是被撞到之後才出現的症狀，你怎麼都沒有寫在診斷書裡？我父親傷得那麼嚴重，只休息一個月怎麼夠？我要求要休養一年，而且三百六十五天都需要廿四小時的看護！」

「你要把這些全寫進診斷書裡，我才能跟對方要求賠償。」他指著診斷書的文字，一字一句表達不滿，只差沒有拿起筆來自己寫。

雖然感到莫名其妙，我還是耐著性子告訴他「症狀不等於診斷」、「單純的肋骨骨折不需要、也不應該休養這麼久」，想當然耳，他一點都不能接受。我相信他不是不懂我的意思，只是他把原本應該是記錄醫療專業判斷的診斷書，當作是向傷者求償的工具。

冒著被家屬抱怨甚至投訴的壓力，不合理的要求我還是無法妥協。

不約而同地，肇事者也要求一份診斷書，並且拷貝病歷與X光片，要向自己的保險公司請領補助。豈知當天下午他也來找我抗議：「我的保險業務員看過片子，他說肋骨只有斷兩根，和你的診斷書內容有出入。兩根肋骨骨折與三根肋骨骨折的給付金額並不一樣，我的保險業務員要求你將診斷改為『兩根肋骨骨折』。」

這番言論令原本一直客氣以待的我也動了氣，X光片判讀這種專業判斷，豈是不懂醫療的保險業務員可以推翻？我甚至不覺得這種誤會有澄清的必要，但是在他的堅持下，我把病人的影像調出來，在電腦螢幕前一根根指出肋骨骨折的位置，雖然他沒法子反駁我，但看得出來對我的診斷也有不少意見。

對肇事者來說，診斷越嚴重對他越不利，代表他需要負的賠償與責任越多。

這又是個談判失敗的早上，「如果你是來叫我出院的話，那就什麼都不必談！除非你能保證我回家一點事都沒有！你相不相信我找媒體投訴你，說你趕病人出院？」還沒開口就遭到拒絕，氣得我也臉色鐵青地走出病房。

「誰敢叫我出院我就告誰！」我身後傳來老先生的大吼，聲若洪鐘，肺活量之大，完全不像胸部受過重傷。

病人因治療而康復出院，這原本是美事一樁，只因為病人認為「住院天數不夠長」，甚至因此「害他權益受損」，而破壞了原本單純而且良好的醫病關係。對於病人的無理我一再退讓，不想和他起衝突，但此刻我已經忍無可忍。

住院期間負責照顧老先生的看護阿姨，將整件事都看在眼裡，她試著安慰沮喪的我：「其實病人也知道你幫他治療得很成功，只是想跟肇事者多要求一點賠償，才會希望你這邊能配合。」

「他難道不知道這種要求是強人所難嗎？」我再也按耐不住自己的情緒。

「我也勸過家屬，醫生只能憑良心和專業來做事，該怎麼做就怎麼做，不要為難人家……」聽到看護阿姨這麼說，頓時我覺得遇到了知音。

「不但家屬給我壓力，肇事者也給我壓力，認為是我縱容病人賴著不出院。」或許是難得有位願意聽我抱怨的人，我忍不住多說了幾句。

「我也和肇事的年輕人聊過，他其實也很無辜。明明就是老先生自己違規穿越馬路，硬是一口咬定他車速過快。他只是覺得既然傷勢不重，那就自認倒楣賠點錢和解，不要上法院打官司了。誰曉得會被家屬獅子大開口，所以才會要你快點請病人出院……」原來在醫療之外，還有這麼多我不知道的故事。

「您與病人相處時間比較多，方便的話多幫我勸病人出院吧！」在與病人撕破臉之前，我還是期待看護阿姨能幫忙，或許她說的話病人聽得進去。

「嗯……」她給了我一個不置可否的回應。

接下來的幾天我把希望放在看護阿姨身上，卻還是一點動靜都沒有。

但另一方面，據負責照顧老先生的護理人員回報，她觀察到的現象並非如此，「這位看護根本就沒有勸病人出院的意思，相反的，她還希望病人住越久越好！」護理人員描述的實情著實令我吃驚，「對她來說，比起那些需要翻身、拍背、抽痰、把屎把尿的病人，這位老先生根本不需要她照顧。領同樣的薪水，她只要在病房裡看電視、串門子，這麼好的工作怎麼可能放棄？」

果然同情歸同情，但牽涉到自身的利益時，還是人前說一套、人後做一套。

任由病患賴在醫院就是不對，我得想想還有沒有解決的辦法。

某天查完房，我與看護阿姨閒話家常，「前幾天您說會幫忙勸勸病人，不知道他的態度軟化點了嗎？住院總有個期限，病人可曾表示何時才要回家？」在病人完全拒絕與我溝通的狀態之下，我試著從她那兒旁敲側擊，想知道病人的想法，也想知道她的態度。

「嗯……他還沒有決定，我過幾天再幫你問問看。」她沉吟一會才回答我，閃爍的語氣印證了我對她的懷疑。

「您已經照顧老先生這麼多天，請問您領到每天的看護費了嗎？」

「病人說肇事者會負責全部的費用，我還沒去跟他收錢，打算出院的時候再一次結清。」她似乎對我的問題有些不解。

「您想想看：病人的態度很清楚，您的薪水是由對方來支付，顯然他不可能出這筆錢；而肇事者也擺明了自己的立場，超過保險給付的部分他不管。我怕到時候，如果雙方都耍賴……」或許這算是某種挑撥離間，但我也確實替這位看護阿姨擔心。

「那怎麼辦？前面一星期的薪水都還沒有給我，我是不是應該先跟他收錢？」聽完我的分析，她也不由得緊張了起來。

「況且老先生住院期間開銷相當大，除了您的看護費之外，還有相當多額外的費用。如果繼續住院，花費繼續增加，您確定肇事者願意支付這麼多錢嗎？」我繼續鼓動著如簧之舌，向看護阿姨分析這當中的微妙關係。

「據我所知，肇事者的保險公司似乎也不打算理賠太多。如果雙方不幸要對簿公堂，您的薪水說不定得等到法院判決塵埃落定後才領的到，而這種官司通常會打很久……」看到看護阿姨有點動搖，我繼續火上添油。

此刻，我需要友軍跟我站在同一陣線。

「你講的有道理，我要勸他盡快出院！免得費用越積越多，到最後反而是我拿不到錢。」計謀奏效，看來她已經完全同意我的說法，為了維護自己的利益，願意加入說服病人出院的行列。

她的動作甚至比我還積極，自己主動聯絡家屬和肇事者來協調此事。

我也在接下來的某次病房會議中，決定將病人接下來的住院費用轉為自費負擔。身為病人的主治醫師，我雖不想介入傷者與肇事者間的糾紛，但我不能放任醫療資源被浪費，這些全都是納稅人辛苦繳納的全民健保費。

如此一來，病人每天的住院開銷更大幅地提高，再加上廿四小時看護的人事費用，逼得肇事者不得不親自開口請病人出院。他的立場很簡單：和解賠償也有其限度，不可能任傷者予取予求；如果無法達成共識，那就由法院來判定，事實上，老先生違規在先，真要打官司，肇事者不見得會輸。

或許是仔細想過這中間的利害關係，對自己不見得一定有利，再加上看護阿姨從旁推波助瀾幫忙說服，總算所有人達成共識，老先生終於願意出院。

原本單純的問題，因為人性的自私而變得複雜；同樣的，難解的問題也必須利用人性的矛盾才解得開。

別有用心的孝行

我幾乎已經預見，沒有錢、沒有土地，失去了利用價值的癌末老人，最後在安養中心的日子。在兒孫滿堂的孝順背後，也可能是別有用心。

很多人都在醫院裡走完人生的最後一程，雖然「久病床前無孝子」的故事屢見不鮮，但也有許多病人是在兒孫的陪伴下離開。只是子女的照顧與陪伴，是否都是出自於對至親的孝心？

外院轉診一位休克昏迷的老爺爺來本院，檢查的結果是腸子壞死，需要立即接受手術。我從電腦斷層上確認了這個致命的診斷，但同時也看到肝臟上頭有許多陰影。陪老先生來就診的家屬有十幾位，大家對病情都相當關心，每個人也都有不少問題要問，但我必須在很短的時間裡清楚說明需要手術的理由，以及腸壞死這個疾病的高死亡率。解釋病情的最後，我提到了肝臟上的陰影。

「肝臟上有許多陰影，從影像上來判斷有可能是腫瘤，請問老先生過去有任何腫瘤的病史，或是做過相關的檢查嗎？」家屬們面面相覷，似乎對這個意外的發現都感到吃驚。

「現在手術是為了救命，腫瘤的問題固然重要，但眼前當務之急是先解決腸壞死！」家屬們還在七嘴八舌討論之際，為了搶時間，我們已開始做手術的準備。

手術除了把壞死的腸子切除之外，術中所見也如先前的電腦斷層一樣，整個肝臟到處都是一顆顆的腫瘤。在不可能把腫瘤完全切除的狀態之下，我取了一些檢體給病理科化驗，確認腫瘤的型態，以決定後續的治療。

雖然手術前的狀況相當危急，但及時的診斷與治療，還是讓我們幫病人撿回一命，術後病人恢復得相當順利，只可惜肝臟腫瘤的化驗結果，仍確定是癌症的遠端轉移。

於是我會診了腫瘤科，在外科手術已經無法治癒的情況下，或許還能靠化學治療來減緩腫瘤的增生。但腫瘤科醫師評估的結果認為：病人的年紀與體力並不適合接受化療，而且以腫瘤的型態與擴散程度來看，化學治療預期的效果也不會太好。因此在手術復原之後，我們的治療方向轉趨保守，既然治癒腫瘤已不可行，只好改以不增加病患的痛苦，以改善臨終前的生活品質為原則。

當病人的進食與活動都幾乎達到正常時，我開始安排幫病人出院的事宜，我的想法很單純：既然時日無多，倒不如趁著現在能吃能走，趕緊回家與家人多聚聚，享受最後的天倫之樂。

住院期間，病人的三位兒女經常來探視，對於老先生的各項照護工作也都事必躬親，每次來訪總有各種點心補品，我很羨慕他有三個孝順的兒女。

在告知他們病患可以出院回家之後，我本以為子女們會對父親的出院感到開心，也很樂意接自己的父親出院。沒想到，他們商議之後的結果，卻是送父親去安養中心。

有一次查房時遇到病人的三兒子，我誠懇地告訴他：「你父親目前的健康大概撐不了多久，我建議你們早點接他回家，還可以有最後一點相處時間。」

「我們知道，已經在安排了！我找到南投一家風景很不錯的安養院，一準備好就會接他過去！」

既然家屬這麼說，那我當然尊重他的決定。只是這一等，又是一個星期過去，似乎還是沒有出院的動靜。

又過了幾天，我遇到病人的二女兒，同樣的話我又再說了一次。

「醫師你的好意我知道，我也很希望接我父親回去住。只是我哥哥嫂嫂和我弟弟有很多意見……」看她面有難色的表情，我也不好意思再追問下去。

一天過一天，老先生還是在病房裡住著。直到某天早上的門診時間，病人的大兒子與媳婦突然來診間敲門。「我們決定今天接我父親回家！可否請您趕緊幫我父親辦理出院手續，我們要盡快離開！」

他們的態度反而令我相當不解，何以先前不肯出院，今天突然改變心意，而且來得又快又急。但為了給家屬方便，我還是請助理趕緊幫他們辦手續。

當天下午我照慣例去病房巡房，我本以為他們已經離院，卻發現這位病患的名字還在住院病患清單裡。

「他們不是急著要出院嗎？怎麼還沒走？」

「我照你的指示幫他們辦理出院，沒多久另一個兒子趕來醫院，在病房和他哥哥大吵一架，然後就又不出院了。」助理的說法讓我感到相當意外，可惜身為外人，整件事情沒有我們置喙的餘地。

於是他又再度住了下來。這是一個四肢健全躺在床上，不需要吃藥、不需要打針的病人；也是一個癌症末期，已經沒有多少日子好活，需要家人臨終前陪伴的孤單老人。

出院變成是一件遙遙無期的事，每回遇到他的子女，我總是得不到正面的回應與肯定的答案。

某一天下午，病人的女兒獨自前來醫院，主動提出了要幫父親辦理出院手續。我半開玩笑地問她：「最後你們決定接父親去那裡住？這次該不會又臨時變卦吧！」

她嘆了一口氣，告訴我整件事的原委。「不出院實在是不得已的決定，上次臨時改變決定的事，我們都對您很不好意思。因為大家都想接父親回自己家裡住，只是地點一直決定不了。」

「那很好啊！你父親能有你們三個這麼孝順的兒女，他應該感到很欣慰吧！」

在醫院裡我見過太多病重的父母被子女當成燙手山芋爭相推諉的例子，因此他們先前的表現讓我以為又是這樣的情形，但此時她的回答反而令我覺得這位老先生真是好命。

「從一開始我就表示要照顧父親最後一程，但我父親有幾筆土地，還有一些存款……所以我哥哥與弟弟一直防著我，認為我是想把父親的錢給騙走，所以始終不讓我接他回我家住。」

「上一次我哥哥嫂嫂來辦出院，就是為了這些土地和存款，他們想把父親藏在汐止的山上，不讓我們有機會接近，結果被我弟弟發現才沒得逞。」

「其實我弟弟要接父親去南投住，打的也是一樣的主意……」

她的回答，瞬間讓我對人性的黑暗感到失望與害怕。

「那你今天怎麼有辦法自己來辦出院？你的兄弟們沒有意見？」照她的說法聽來，難保不會突然殺出其他有異議的家屬。

「他們的車子在樓下等，就是要確定我會送父親回到家。律師和土地代書晚點也會來，趁我父親還清醒的時候，把財產與土地產權轉移的手續都辦妥，接下來就會送他去安養中心。」

我幾乎已經預見，沒有錢、沒有土地，已經失去了利用價值的癌末老人，最後在安養中心的日子。

兒孫滿堂的背後，是孝順、也可能是別有用心。醫師這份工作，讓我看到病床邊的人性。

勞工悲歌

生病後需要休養，這原本是天經地義的事，可是對某些人來說，卻是遙不可及的夢。

一位中年男子突然在家中昏倒，念高中的兒子回家後才發現父親出事，趕緊將父親送來醫院。到院時生命徵象相當不穩定，檢查後發現是消化性潰瘍穿孔，因為嚴重的腹內感染，已經形成了敗血症。

「這是一個需要馬上手術的疾病，但我必須坦白說，令尊目前的狀況並不好，手術的風險與死亡率都很高。除了你之外，還有沒有其他能夠做決定的長輩？」病人的意識不清，身邊又只有一位未成年的兒子，我希望能有更多的家屬來了解病情。

「沒有其他人了，我媽在我很小的時候就離開，這些年一直都是我跟我爸兩個人住。」

「好吧！那我再跟你確認一次，你是否完全了解你父親的病情，以及需要接受的治療？」

「醫師拜託你了！他這幾天一直抱怨肚子痛，我如果早一點叫他來看醫生，是不是就不會這麼嚴重？」會形成這麼嚴重的敗血性休克，通常都是因為病情拖了太多天所導致，看得出來病人的兒子相當懊惱。

「或許吧！不過這也不重要了，現在要做的是快點幫他治療。」對於既成的事實我沒有意見，也不想再增加他的罪惡感。手術前的準備完成後，我趕緊將病人推進手術室。

手術後病人在加護病房接受觀察，幾天過去，總算脫離險境。

「這次算是過關了，接下來你一定要好好保養身體，如果再一次發作，可能就沒有這種好運氣。」當他轉到普通病房後，某一天的查房時間，我這麼告誡他。

「消化性潰瘍和飲食與生活型態有相當大的關係，往後你的生活習慣一定要改變。肚子痛一定要快點來就醫，這次會搞成這麼嚴重，是因為你在家裡拖了太久，你知道當我把你的肚子打開時，看到裡頭的情況有多糟糕嗎？」為了讓他知道事情的嚴重性，我不斷地強調手術中所見，以及被他自己耽擱的病情。

「我的肚子痛早就不是一天兩天，以前都是吃幾顆止痛藥，然後睡一覺就好了，沒想到這次會這麼嚴重。而且我在工地工作，薪水都是當天下工後結算。一天不工作就沒有收入，我還有家要養。」

「你因為忍著不來就醫，結果現在弄得更嚴重，反而住院更久。況且如果你這次就這樣送命，往後你兒子怎麼辦？」我當然知道賺錢養家的重要，可是為了工作連命都沒了，這代價未免太大。

「唉！你真的不了解我的辛苦……」病人發出一聲長嘆。

隔天，我在病房外遇到他的兒子，除了談一下病情恢復的進度之外，也建議他要更注意自己父親的健康。

「其實我早就注意到他這陣子常喊胃痛，每次只要不舒服就吞止痛藥，叫他去看醫生也不肯，他總是叫我把書念好，其他的事都不用管。」聽得出他對自己父親的病相當自責。

「有一次，我要他別那麼辛苦，我可以不要補習，甚至可以休學去打工幫他的忙，結果反而被他狠狠罵了一頓。他希望我明年考上醫學院，將來當醫生賺到錢，他就可以享清福了。」

聽得出來，這是一位傳統父親望子成龍的思維，雖說現在早已不是那個「當醫生賺大錢」的古老年代，但當下我實在不忍心潑他冷水。

「那你更要加油，千萬不要辜負你父親的期望。」

隔了幾天，病人就提出出院的要求，理由是要快點回去工作。雖然病情逐漸穩定，但我認為還不到可以出院的時候。況且他接受的是開腹的大手術，因此雖然傷口已逐漸癒合，我還是建議他三到六個月內不宜從事和勞力相關的工作。

「房租、水電、我們倆父子的生活費、孩子的補習費，我不去工作不行。年輕的時候太衝動鬧事，前妻很多年前就被我氣跑了。兒子是我從小一手帶大，他真的很爭氣，從小成績就很好，一點都不需要我操心。」提到自己的兒子，病人的眼中散發出光芒。

「我叫他什麼都不用管，專心念書就對了。明年如果順利考上醫學院的話，再過個七年等他畢業當醫生，我才敢真的放下心來休息。」言談中他一再強調兒子是他最大的希望。

由於病人堅持要出院，我也沒辦法硬要他留下來，回家前我教他們簡單的居家護理方式，也特別交代如果有什麼不適，請趕緊來掛急診。

一星期後，到了該是回來門診覆診的日子，他卻一直沒有現身，直到門診結束前最後幾分鐘才姍姍來遲。「不好意思，我昨天太晚睡，早上爬不起來。」

「我不是跟你說生活作息要規律嗎？才剛開完刀又熬夜，你真的以為你是鐵打的身體？」我忍不住嘮叨了幾句。

「開完刀之後我元氣大傷，以前那些搬鋼筋蓋房子的工作根本做不來，所以我在家裡又多休息了幾天。我沒有學歷，沒辦法做輕鬆的工作。後來有朋友介紹我去夜市擺地攤，想想這樣也好，雖然必須熬夜，但至少不用在工地做粗活。」

離開前他遞了一張名片給我，雖然上頭印的頭銜是夜市服飾店負責人，但是從他的背影，我只看到一個被生計壓得喘不過氣的小人物，以及一位父兼母職的好父親。

生病後需要休養，這原本是天經地義的事，可是對某些人來說，卻似乎是遙不可及的夢。

＊　＊　＊　＊　＊

而生病後該休養多久，又應該是誰說了算？

門診來了一位抱怨胸口疼痛的患者，起因是三天前在浴室滑倒，原本不以為意的他，這三天來卻越來越不舒服。

在安排了胸部的X光檢查之後，發現左側的肋骨斷了三根，還有明顯的氣胸。我趕緊把病人轉到急診，這樣的狀況需要放置胸管，還必需住院觀察。所幸胸管放置之後，病人呼吸困難的症狀就獲得緩解，住院幾天後追蹤的X光片也顯示氣胸已經改善。

當胸管拔除後，其實已經沒有再住院的必要，於是我告訴病人：既然症狀已改善，便可以出院回家了。豈知遭到他斷然拒絕，理由是胸部仍然隱隱作痛。

「胸部的肋間神經很多，所以你的疼痛還會持續一段時間。這些疼痛只要吃止痛藥緩解症狀就可以，並不構成需要住院的理由。況且你的疼痛感並不會因為住在醫院就消失，所以以你目前的狀況，躺在家裡和躺在醫院是完全一樣的。」我詳細地說明病情，希望他能了解疾病的自然進程，以及請他出院的理由。

「請問我這樣的疼痛還需要多久才會好？」

「一般來講，肋骨骨折造成的疼痛，大約需要四到六週才會恢復，難道你要在醫院住一個月嗎？」

「如果可以的話，我當然希望能住越久越好。反正我很久沒請假了，剛好趁這個機會休息一下也不錯……」沒想到我只是隨口提提的玩笑話，他竟然當真，要求要住院一個月。

我當然沒辦法同意這個要求，經過討價還價一陣拉鋸之後，又多住了幾天，他總算肯出院回家。

回診追蹤時他要求我開立診斷書，除了註明住院天數與治療經過外，還特別要求要加註「建議休養六到八個月」這幾個字。

這令我相當為難，一方面是他的傷勢不需要休息那麼久；另一方面醫師也不可能預測那麼久之後的事。所以我無法同意他的要求，想當然耳，此舉又引起病人的不滿。

「我希望你幫我把休養期寫久一點，這樣我才能跟公司請長一點的假。前幾年我為公司做牛做馬，都沒有好好休息，剛好這次受傷讓我可以在家休養久一點。」他又是那一套想利用受傷來請長假的理論。

「不好意思，上次已經跟您說過，肋骨骨折的疼痛大約是四到六週，也就是說休養一到兩個月就差不多了，『建議休養六到八個月』這句話我真的沒辦法配合。」雖然對於他的態度我不甚認同，但我還是客氣地拒絕他。

最後彼此妥協的結論是：「建議休養兩個月」。

幾天後，他又拿著診斷書回來門診，要求我修改建議休養的時間。這次輪到我不大高興：「不是說過不能寫那麼長嗎？我以為上次我們已經達成共識了。」

「我想請你把『建議休養兩個月』改成『建議休養一週』。」

「你不是想請長假休息久一點？怎麼會又要改成只休息一週？」

「最近經濟不景氣，公司開始放無薪假。我的主管看我要休息那麼久，就把我列入裁員名單裡了……」

第 2 部

對峙的醫病關係

醫院不是萬應魔法屋，傷者進去皆能康復痊癒；
醫生也不是神之使者，輕點魔棒便能療治百病。
在醫病之間的角力與對抗中，
卻沒有人是真正的贏家……

頭銜式信任

同樣的一句話，從不同的人嘴裡說出來，甚至是同一個人只是換個職稱，得到的效果就是不一樣。

病人可以自由選擇自己信任的醫院，也可以選擇信任的醫師。只是，這份信任與選擇，究竟是建立在什麼樣的基礎上？

「又按鈴了！今天晚上光是這個病人就按了不下十次。」剛走進護理站就聽到病房的呼叫鈴響個不停，又見護理人員擠出白衣天使的職業笑容，起身探視病人情況。

「又是肚子脹！同一個問題到底要問幾次？就算我再有耐心，被他們磨久了也會用光。」當她回答完家屬的疑問後，走回護理站立刻吐苦水。

「老爺爺已經五天沒解大便了，當然會有腹脹的情形。當科的主治醫師在白天就已經開立軟便劑給病人服用，可是一整晚家屬還是重複著病人腹脹這件事，我講了很多次，他們都不接受我的說法。」看來今晚光是這位病人就夠她心力交瘁了。

「家屬不聽我的，他們要求值班醫師去探視，拜託你去吧！」護理人員向我傳達了家屬的要求。

當年還是實習醫師的時候，夜間值班的工作就是處理病患住院期間的不舒服。此時我的任務就是評估與解決這位病患的腹脹問題。

「你對家屬怎麼說？」我需要先了解護理人員對病患的判斷，做為等會兒評估病人與病情解釋的參考。

「病人雖然腹脹，不過我幫他觸診時並沒有壓痛感，聽起來腸音蠕動也正常，所以我告訴他們，主治醫師已經開立了軟便劑，等到藥效發作之後，應該就可以改善這個問題。但家屬沒過幾分鐘就反映一次相同的問題，我解釋過幾次都不接受，他們很堅持一定要醫師來看。」聽起來護理人員的評估相當完整，於是我帶著聽診器走進病房裡。

「您好，我是今晚的值班醫師，請問爺爺有什麼不舒服嗎？」禮貌性地自我介紹後，我開始問診。

「醫師您好，不好意思半夜還請您來，我想問一問，我父親的肚子為什麼這麼脹？」家屬的態度相當客氣，並不如護理人員描述的那般強勢無理。

經過觸診與聽診之後，我判斷只是因為長期臥床造成的腸道蠕動不良。「老先生的腹部並沒有壓痛感，腸音聽起來也是正常，我相信使用軟便劑之後，症狀應該會慢慢改善。」我說的話與先前護理人員的說法並沒有不同。

「醫師，謝謝你！這樣我們就放心了！」

「他為什麼對你那麼客氣？你知道剛才家屬的態度有多差嗎？」和我一同走出病房的護理同仁義憤填膺地表示。

同樣的一句話，從不同的人嘴裡說出來，得到的效果卻不一樣。

幾年前，當我還是住院醫師時，某一次去病房會診一位需要手術的病患。從他的症狀與檢查結果來看，是很典型的腸穿孔，需要馬上進行手術。在與主治醫師通報後，我向病人與家屬說明了手術的必要性以及相關的風險。

他們聽完我的說明，交頭接耳討論了一下。「不好意思，請問您貴姓，您的職級是……」其中一位家屬問我。

「我姓傅，我是外科的總醫師。」

「『總』醫師喔！失敬失敬，這麼年輕就當上總醫師，真是厲害！」病人這句沒來由的稱讚反而令我一頭霧水，在我工作的醫院，只要是最後一年的住院醫師，就是總醫師。

「請問『總醫師』和主任那個比較大？」家屬的問題令我啼笑皆非，原來他們被總醫師的「總」給誤導了。

「當然是主任最大啦！『總』醫師就是『總』住院醫師的簡稱而已。」我趕緊澄清這個天大的誤會。

「所以你只是住院醫師？不是主治醫師？」想不到我剛說完，家屬的態度丕變，瞬間收起先前的笑容。「叫主治醫師來跟我說！開刀這種大事，竟然只叫一個年輕的住院醫師來，太過分了！」他們用接近咆哮的方式把我轟出病房外，不得已我只好再度去電主治醫師，告訴他現在的狀況並且請求協助。

主治醫師趕到病房，再次說明了手術的計畫與可能的風險，內容與先前我所說的一模一樣，唯一不同的是家屬點頭如搗蒜的態度。

同樣的一句話，從不同的人嘴裡說出來，得到的效果截然不同。

* * * * *

不同於週一到週五總是穿襯衫打領帶，偶爾週末值班時，我會選擇輕鬆一點的裝扮，隨興所至可能一條牛仔褲、一雙休閒鞋就走進醫院。

急診有個需要外科會診的病人，接到電話後我親自去診視病患，並且與他的兒子解釋病情。

「不好意思，請問您是住院醫師還是……」聽完我的說明後，病人的兒子問了我這麼一句，同時臉上閃過不信任的表情。

或許是自己的打扮太過休閒，也或許是他沒想到假日會有主治醫師親自看會診，遭到這樣的質疑，我並沒有太多的不悅，反而慶幸自己看起來還很年輕。

「我是外傷急症外科的主治醫師，如果你同意接受手術，我也會親自幫你父親執刀。」我試著用相當堅定的眼神和語氣來強化他對我的信任，同時還刻意讓他看一下我的識別證。

「那……我能不能要求資深一點的醫師來會診？不好意思，我不是不信任您，請您千萬不要誤會！」雖然他急於辯解什麼，但其實他的態度已經相當明顯，他就是不信任我。

「嗯，我是外傷急症外科的主任……」過去我曾經在某一家醫院服務過，當時擔任的是科務主管。只是平常我很不喜歡刻意強調自己是主任這件事，但在不得已的情況之下，我還是得搬出這兩個字。

「你是主任？你好年輕，真的看不出來！」家屬用一臉不可置信的表情看著我，或許他們在既定的印象中，科主任必須有一張歷盡風霜的老臉，絕不會是眼前的這個年輕人。

「他真的是外科的傅主任，我們醫院的緊急手術都是由主治醫師親自會診、親自執刀。」急診的住院醫師在旁邊幫腔，替我的身分與職級背書。

「哦！既然是主任親自來看診，那我就放心了，就照您的建議進行手術吧！」

我沒料想到「主任」這兩個字竟有如此大的魔力，能讓家屬對我的態度有一百八十度的轉變。同樣的一句話，從不同的人嘴裡說出來，甚至是同一個人只是換個職稱，得到的效果就是不一樣。

醫病關係需要彼此絕對的信任，只是，這份信任究竟是來自醫術還是頭銜？

醫生，不醫死

家屬經常覺得病人的死亡一定是醫療疏失所造成。事實上，醫療有其極限，許多積重難返的病人早已不是醫師能夠挽回……

「一個好好的正常人，結果被你們醫院給醫死了！你們醫院竟然讓我父親走路進來，結果躺著出去，我要你們負責到底！」急診室門口傳來一陣大吼，幾位醫護人員趕緊放下手邊的工作去安撫這位盛怒的男子，旁邊還圍著許多看熱鬧的病人與家屬。

突如其來的事件，令正在急診室會診其他病患的我，也忍不住好奇抬頭看看，究竟發生了什麼事。沒多久急診室主任與幾位長官也趕到現場，不斷咆哮的男子這才降低自己的音量，但身邊似乎又多了幾位前來幫腔的家屬。

「到底是什麼事？」我邊寫病歷，一邊向旁邊的急診住院醫師打聽。

「凌晨時發生的事，一個九十幾歲的老先生跟外籍看護一起住，在家裡突然覺得胸悶不舒服，外籍看護趕緊叫救護車把病人送來醫院。」

「到醫院的時候狀況怎麼樣？」

「人雖然是清醒的，不過一直冒冷汗，抱怨胸痛，而且血壓非常低。」

「是心臟病發嗎？」雖然我不是心臟科醫師，不過從病人的高齡到他的症狀，聽起來很像是急性心肌梗塞，這是猝死率極高的一種疾病。

「你說對了，就是心肌梗塞！病人長期都有高血壓和心絞痛，前年還做過冠狀動脈支架手術。這種病人就像是顆不定時炸彈，不知道什麼時候會在哪裡會爆炸。」住院醫師的這個形容或許不甚厚道，但倒是相當貼切。「不論是心電圖或是心肌酵素檢驗都有明顯的異常，所以當下我們就診斷是急性心肌梗塞，也馬上會診了心臟科。」

「聽起來醫療的部分沒有問題嘛！第一時間就診斷出病人的疾病，也有馬上做出處理，那家屬還質疑什麼？」我不是要替自己同事說話，可是聽到目前為止，真的不覺得有所謂的延誤或疏失。

「就是說啊，全套的心臟急救藥物一樣也沒少給，心臟科醫師十分鐘之內也趕到急診現場，我們甚至連緊急心導管都已經準備好了。但是老先生的休克一直沒有改善，沒有多久就心跳停止，我們只能先做急救，其他的治療根本還來不及處理。」

「你們辛苦了，有時候病人的死亡真的不是醫師能夠控制。」一時間我不知道該接什麼話，只好拍拍他的肩膀，希望給他一點鼓勵。

「要是家屬也能理解這一點就好了。我們剛才在急救的時候，外籍看護趕緊打電話聯絡病人的兒子過來醫院，可惜他趕到的時候，病人還是回天乏術。」

「他完全無法接受父親已經死亡的事實，一再的強調他父親原本『好好的』，是因為送到我們醫院之後，病情才急轉直下。所以一口咬定我們延誤治療，有醫療疏失，要求醫院要給他一個交代。」急診醫師的眼神流露出疲憊與沮喪，顯然剛才的一場急救與面對家屬的質疑，令他們耗盡心力與體力

「說來說去你們就是要撇清責任！我父親死在你們醫院裡，難道你們一點責

任都不必負嗎？」原本已經冷靜下來的家屬，又突然發出一聲大吼，似乎對院方的解釋並不滿意。「你信不信我到法院告你們！還是要我找記者來報導你們的醫療疏失？」

「請您先冷靜一點，令尊的過世我們感到很遺憾，後續的部分本院會盡力協助。但請您理解急性心肌梗塞本身就是一個死亡率極高的疾病，況且病患已經是九十歲的高齡……」負責出面協調的急診室主任很有耐心地說明治療經過，希望能安撫家屬激動的情緒。聽到這裡我不禁佩服他的鎮定與冷靜，這樣的質疑若是發生在我身上，以我的脾氣難保不會爆發更大的衝突。

「昨天晚上我父親還和我們有說有笑，怎麼現在已經成了冰冷的死人？我不能接受一個好好的人，會被你們醫院弄成這樣！我要你們還我一個父親！」隨後趕來的一位女家屬，歇斯底里地大聲控訴。

「這位太太，請您講話要有憑有據！病人送來醫院的時候血壓已經非常低了，這麼嚴重的休克怎麼會是『好好的』？什麼叫做『被我們弄成這樣』？我們幫病人做的治療還不夠快、不夠準確嗎？」在旁邊一直沉默的一位護理師，或許是受不了家屬無理的指控，忍不住也動怒而大聲反駁。

「你這是什麼態度？我要跟你們院長投訴你！」眼看衝突就要一觸即發，護理部的長官趕緊把這位護理師拉開。

「我想再談下去是不會有結果的。我們也不打算再多說，我要求拷貝所有的病歷和檢查報告，大家法院見吧！」家屬中一位看似意見領袖的男子，做出這個結論不願再談。

出面協調的長官們原本是希望透過詳細的病情解釋，讓家屬們能夠理解病人的死亡是疾病所致，而非本院的醫療疏失。但顯然得不到效果，家屬們依然堅持要「討個公道」。看來一場醫療糾紛是免不了，於是家屬拷貝了病患到院之後的所有資料，以及在急診的治療經過，然後忿忿不平的離開。

雖然衝突的危機暫時是解除了，但可預期的是，家屬絕對不會善罷干休，只是不確定他們會採取法律內的訴訟、還是體制外的抗爭。

事後，院方曾主動釋出善意，希望以更詳細的病情解釋來消弭誤會與可能的醫療糾紛，但家屬仍然堅持「病人是死在醫院，是被醫生給醫死」，因此拒絕一切的溝通管道。

幾週後，院方就收到檢察官要求調閱病歷與調查相關責任歸屬的公文，雖然在院內檢討會中，已經確認當天的治療完全符合醫療常規，但既然家屬已經循法律途徑提告，急診的同仁雖然無奈，也還是得接受調查……

由於我不是當事人，那天之後我也漸漸忘了這件事。直到某一天上班時，在醫院門口我見到了好幾家電子媒體，而平常總是笑臉迎人的公關人員，今天卻臉色鐵青地不發一語。

「有什麼大事嗎？怎麼這麼多記者？」我攔下路過的一位同事打聽。

「前陣子有一位心肌梗塞的病人，送到我們醫院之後沒多久就死亡，家屬認定我們有醫療疏失。」

同事這麼一講，又讓我猛然想起那天在急診室目睹的一切。「那個案子不是已經進入法律程序了嗎？怎麼又鬧到媒體那邊去？」

「家屬本來是走法律途徑提告，可是檢察官參考了醫審會的意見後，認定病人的死亡是疾病造成，醫院並沒有疏失，所以裁定不起訴。」

「既然檢察官都已經認定沒有疏失不起訴，那事情不就了結了嗎？」

「話是如此沒錯，可是這樣的結果家屬當然不服氣，還是認定他的父親是被我們給『醫死』。家屬請一位議員幫他撐腰，硬是說我們草菅人命，還找了七、八家媒體來採訪。」

「民意代表接受陳情前，不必先了解案情嗎？既然法律上都已經證明我們沒有疏失，為什麼還要不分青紅皂白開記者會？」我當然了解民代背負有選票的壓力，必須做些「選民服務」，但不理解的是，這樣的服務難道不用先分辨是非？

「由於醫療資訊的不足與落差，病家常會被視為相對弱勢的一方。因此代表病人或家屬跟醫院談判，是最容易塑造『伸張正義』形象的舞台。他們可以提出各種質疑，然後醫院就得疲於奔命地解釋。就算道理上我們站得住腳，最後通常還是得花一筆和解金來擺平，聽說有些人還會從中拿回扣……」同事小小聲在我耳邊說他聽到的傳言。

「那媒體來採訪的心態是什麼？他們難道不知道這樣的報導，對醫院或醫師個人的聲譽影響很大嗎？」

「媒體或許會做些所謂的『平衡報導』，就是讓受指控的醫師發表談話，不過版面通常有限；比起醫師對醫療過程平淡無奇的陳述，家屬的血淚控訴似乎更吸引人。如果再加上灑冥紙、抬棺抗議、甚至是蛋洗醫院，那更是收視率的保證……」聽到這裡也不禁汗顏，儘管內容不盡客觀與真實，但連自己都常被聳動的新聞標題所吸引，遑論不懂醫療的一般民眾。

果然我們遇到了最棘手的難題，在體制內的訴訟失敗後，家屬轉向採取體制外的抗爭，今天是訴諸媒體與民意代表，改天說不定就透過黑道來施壓。

家屬經常陷入病人究竟是「病死」還是「醫死」的迷思中，覺得病人的死亡一定是醫療疏失所造成。

事實上，醫療有其極限，許多積重難返的病人早已不是醫師能夠挽回，一個會來掛急診的人，一定是有某些疾病或是不舒服，絕對不是家屬所謂「好好的」，一個真正「好好的人」應該是待在家裡而不需要來醫院。

或許親人的驟逝會令人措手不及無法接受，但將這樣的負面情緒發洩到醫療人員身上，正是令當今許多傑出人才對於急重症領域裹足不前的主因。

看著醫院大門口拉開的白布條，上頭寫著幾個令人觸目驚心的紅字「草菅人命」，還有一群哭喊著「還我命來」的家屬。

當我轉身離開時，今天的心情格外沉重。

但求無愧

若病人之死不是出於醫療疏失，為何醫生要對此懷憂喪志、食不下嚥？或許，家屬對於醫生抱有過度的期待，把醫生神格化了。

加護病房裡，有一位罹患腸壞死的老太太過世了，家屬們正在替往生者辦理離院手續。當天我是加護病房的值班醫師，交班時已被告知此位病患的狀況不佳。果然接班後沒多久病情就急轉直下，看來是撐不過今晚。除了治療之外，我當下就通知家屬們到場，也必須立即告知幫病人開刀的原主治醫師。

「腸壞死本來就是個死亡率極高的疾病，再加上病人本身的高齡與心肺功能不全，即使我第一時間就幫她進行手術，完全沒有任何延遲，可是敗血症還是一直控制不下來。病人這幾天的生命徵象都不穩定，所以我一再給家屬心理建設，老太太可能過不了這關。」電話那頭，病人的主治醫師與我交換意見。

「經過多次的解釋，家屬們應該沒有意見，都可以接受這個事實吧！」儘管我們彼此都知道醫療沒有任何疏失，病人的死亡是疾病所致，但身在這個高醫療糾紛風險的時代，只要遇到病人死亡，難免都得要問這一句。

「我剛才和病人的子女們再溝通過一次病情，基本上態度還算平靜，對我們的醫療過程也沒有質疑。」

「聽你這樣講，那我就放心了！我等會兒會到醫院跟家屬見個面。」雖然說現在是下班時間，理論上把事情交給值班醫師處理就可以，但基於對死者的尊重以及身為主治醫師的職責，他還是決定親自來醫院一趟。

離院手續辦妥，往生室的同仁將病患遺體推離加護病房，她的子女們隨侍在側，主治醫師也站在門口與家屬一一致意。

「醫師謝謝您，這段時間你們辛苦了。」病人的兒子紅著眼眶，握住主治醫師的手。

「您千萬別這麼說，治療病人本來就是我們該做的，只可惜沒有辦法幫上忙。」主治醫師也很誠懇地回應家屬。

「我知道您已經盡力了，但終究我母親還是沒有救活，您可願意對我的母親說句抱歉？」我不是事件的當事人，但從旁聽到家屬的這番要求，只是感到瞠目結舌。

「這個……」主治醫師沉吟了一會，不知該怎麼回答。

「我的意思是說：身為病人的主治醫師，病人死在您的手上，難道您不用表示點什麼嗎？」從他客氣婉轉的態度，並不像某些存心找麻煩的家屬，反倒像是「真心覺得本該如此」。

「我的職責是盡力救治每一個病人，只可惜每位病人的疾病嚴重度不同，所以有些能夠救活有些卻不能。對於沒能把病人救活，我個人感到非常『遺憾』；可是治療的過程我自問一切合乎醫療常規，所以沒辦法表示『抱歉』。」主治醫師這話說得得體，既表明立場又不傷彼此和氣。

家屬們點點頭表示接受，並沒有再多說什麼。

幾週後，我與那位主治醫師的桌上各放了一張訃文，科內的秘書還特別表示，那位老太太的家屬來電，希望照顧母親臨終前的兩位醫師能夠送個花籃，告別式那天也能來上香致意。

我們兩個面面相覷，行醫過程中多少都經歷過被家屬質疑甚至提告，但被家屬要求送花與上香的經驗倒是第一次。

「你打算怎麼處理？」看著手上的訃文我有點不知所措，所以想聽聽同事怎麼說，「我只是剛好那天值班而已，你才是他的原主治醫師，所以我聽你的。」

「不要理他！病人的死又不是我造成的，若是每個死亡的病人家屬都給我一張訃文，那豈不是沒完沒了？」先前與家屬的對話已經令我們感到莫名其妙，此刻他們的要求更讓這位好修養的同事也動了氣。

「不過話說回來，雖然他們的態度一直都很客氣，也沒有質疑過醫療過程是否有疏失。可是提出這麼奇怪的要求，大家還是小心一點的好……」由於與病人非親非故，因此對於家屬的要求，我們決定拒絕。只是防人之心不可無，沒有人知道他們這麼做的目的是什麼；當遭到我們拒絕時，他們又會採取什麼行動？

當天下午，我們在病歷室仔細檢視治療經過，確定每一個治療環節都沒有差錯，各項治療風險亦充分告知，並且有確實的白紙黑字記錄下家屬對病情解釋的了解。為求慎重，我們也再三確認這段時間裡，家屬並沒有對院方有任何的抱怨。

原本是問心無愧的醫療行為，只因為家屬不尋常的舉動，而讓醫師不得不提心吊膽，這正是當今醫病關係惡化的寫照。

老太太的告別式當天，一如我們先前的共識，既不送花籃也不出席。

時間接近中午，卻接到院方公關人員十萬火急的來電，家屬透過關係詢問「本院代表」何時會到？

「麻煩你幫我回覆他們，傅醫師與我都有臨床工作要忙，可能不克出席。」雖然心中壓根兒就不覺得自己應該出席，但為了避免衝突，還是勉強編出理由。

「家屬是地方上有頭有臉的重量級人士，好幾個民意代表都去上香致意。公關室已經用院方名義致贈花籃了，只是家屬還是希望兩位醫師能夠撥冗出席。」

這擺明就是用醫療以外的力量來約束我們，或許醫院的經營者某種程度上必須與地方人士打好關係，但對於提供醫療的專業人士，這樣的要求根本是強人所難。

在不確定家屬對醫師是否友善的情況之下，院方必須保證我們的人身安全無虞。即使百般不願意，終於我倆還是出現在老太太的告別式會場。

病人的兒子看到我們進來，面無表情地點點頭，隨即轉頭對著靈堂：「媽！幫你開刀的醫生來看您了，臨走前最後照顧您的醫生也來了！」

「媽啊！您要看仔細啊！就是這兩個醫生把您給醫死了！」病人的女兒也在旁啜泣著。

我們簡單地上香與鞠躬後趕緊離開，前後大約只待了五分鐘，這是我人生中最長的五分鐘……

沒有一個病患家屬不希望醫師盡力救治自己的親人，也沒有一個病患家屬不希望醫師能夠治癒自己的親人。但超越了醫療的極限之外，那些無力回天的病患，或許疾病的進程本是如此，亦或生命的盡頭該是如此。

對於病人的死亡，病患家屬該用什麼態度來面對？病患家屬又希望負責治療的醫師用什麼態度來面對？

＊　＊　＊　＊　＊

思緒一轉，回想起多年前的某個夜晚，同樣是負責加護病房的夜間值班，當時我還是住院醫師。

白天當班的醫師一床一床向我交班，包括病情細節、夜間可能的變化以及處理方向。當我們走到某位病人床前時，不等他開口，我主動問他：「無論如何，全力維持生命徵象救到底對嗎？」這位老先生已經在加護病房躺了好一段日子，幾乎沒有住院醫師不認得他。

大家都知道這是個可能會有醫療糾紛的病人，因為某些因素，病人家屬對主治醫師的處置相當不諒解，因此雖然病情已惡化到不可能再好轉的程度，唯一的治療原則還是「全力搶救，用盡辦法來延長病人生命」。

說穿了，每位值班醫師的心態，其實就是「不要死在我值班時」。

我今晚的目標與任務也是如此。

可惜天不從人願，今天一整天，病人的血壓呈現極度不穩定的狀態，即使各種強心劑都已經用上，依然沒有一點改善，據說家屬們已經在加護病房裡發過一頓脾氣。

而從我下午五點接班開始，一直忙到近午夜，始終盯著這個病人不敢休息，但最不想遇到的事還是在凌晨發生了：病人的心跳逐漸變慢，最後成為一條直線，經過心肺復甦術急救依然無效。不得已只好硬著頭皮聯繫家屬，告知他們病人已經死亡。

可以想見家屬們的怒氣，辦理離院手續時，他們把對整個治療過程的不滿意全發洩在值班人員身上。我好說歹說總算把他們的情緒安撫下來，畢竟我只負責夜間的值班，很多事情都作不了主；現在首要該做的應是以死者為大，先處理老先生的後事。至於相關的責任歸屬細節，等到白天的上班時間再另行溝通。

忙了大半夜，終於事情告一段落。一整晚都沒空進食、又餓又累的我，利用空檔到醫院樓下的便利商店買點吃的。

拿著飲料與食物，正準備到櫃檯結帳時，沒想到又遇到剛才那一群怒氣沖沖的家屬，我隱隱約約聽到他們的談話，內容不外乎是對主治醫師乃至於整個醫院的不滿……

就在此時，病人的兒子不經意回頭，與排隊中的我四目相接。尷尬之下我一時不知該說什麼，只是默默點個頭打招呼。

「你還吃得下？這種情形你居然可以吃得下？我父親都過世了，你居然還有心情來吃東西？」他見到我就是一陣怒罵，當下我只是感到錯愕。

若病人之死不是出於醫療疏失，為何醫生要對此懷憂喪志、食不下嚥呢？忙碌了一整天，難道不該吃東西補充體力嗎？或許，每一位家屬都對醫生抱持過度的期待，也把醫生都神格化了。

雖然內心想反駁，但我選擇沉默以對，不想和他正面衝突。我想，每個人面對自己親人的離世，難免都有情緒，況且這個病人的治療過程尚有爭議，就讓家屬發點脾氣吧！

「你到底有沒有一點同理心？如果是你的父親受這些苦，我不相信你還有食慾吃東西！」我的罵不還口並沒有換來他的住口，反而得寸進尺，越罵越大聲、話越說越難聽，便利商店的其他客人都望向我們這裡。

我沒有與他強辯，只是帶著我的食物和淡淡的情緒，結帳離去。

選擇性聽覺

醫療過程中有太多的不確定性與未知的風險，但或許是為了給自己希望，也或許是不能接受殘酷的事實，家屬經常會「選擇性地」對醫師的病情解釋斷章取義。

人總是習慣揀好聽的話來聽，或是揀自己喜歡的話聽。選擇性地接受訊息，這是人性的通病與弱點。

有一位九十幾歲的老先生被送到急診，主訴腹痛已經超過三天，這當中固執的老人就是不肯就醫。直到病人已經陷入昏迷，家屬發現事情不對勁，才趕緊聯絡救護車將病人送來醫院。

病人到院時的狀況很差，不僅昏迷不醒，心跳和血壓亦呈現休克的狀態。急診醫師檢查的結果是消化性潰瘍穿孔，於是通知了當天值班的我去會診。看完病人後，我做了開刀的決定，只是以手術前如此糟糕的病況，再加上病人的高齡與本身就是長期心血管疾病患者，可預期的是手術的風險與死亡率皆極高。

病人子女與孫子輩的家屬一共十幾個人，團團把我圍住，希望能對病情有更多的了解。

「請問我父親目前的狀況如何？他會不會有生命危險？」病人的兒子焦急地要求我說明病情。「令尊目前的診斷是胃潰瘍穿孔造成的腹膜炎，我建議要立即手術治療。」

「我父親已經在你們醫院治療十幾年了，自從幾年前做胃鏡檢查出有胃潰瘍之後，一直很規律在胃腸科門診追蹤，也都有固定服藥。胃腸科醫師說大部分的病人只要吃藥就可以控制，很少數的人才需要開刀。為什麼你才第一次看到我父親，就直接叫他開刀？」家屬中突然冒出了這麼一個聲音，或許一直以來，他們接受的訊息都是「胃潰瘍只要吃胃藥就會好」，但他們可能不知道，一旦穿孔變成腹膜炎，就不再是藥物治療那麼簡單。

況且，胃腸科醫師早已預告少數病患有接受手術的需要，只是家屬將所謂的

「少數病患」自動解釋為「不可能發生在我父親身上」。

顯然家屬們還不了解病情的嚴重度，因此我詳細地說明手術相關的細節，包括為什麼要手術、手術的計畫是如何、術後可能發生的變化等，當然也免不了再三強調這是一個風險非常高的手術。而會有這麼高的風險，是因為病人本身對病情的耽擱以及罹患有太多的疾病所導致，而能否克服這些風險，其不確定性已經超出醫療人員能控制的範圍。

面對此類病患，除了醫療上我們必須嚴陣以待之外，手術前的解釋更是重要：必須鉅細靡遺地說明每一項可能發生的併發症與變化，務必讓家屬們了解並接受手術的高風險與高死亡率，以免令他們有過多的期待。否則一旦病人恢復不如預期，難保不會產生醫療糾紛。

「手術的風險這麼高，那不開刀、只用藥物治療行不行？」其中一位看似家屬中的意見領袖，對我提出了這個問題。

「手術的目的我已經說明過了，以病人目前的狀況來看，單只用藥物治療的效果不夠，病情要恢復的機會極低。」

「機會極低，那就是還有機會囉……」我隱隱約約聽到某位家屬這麼自言自語著。由於醫療充滿太多的不確定性，我很難用「一定會死」或「一定會活」這樣的二分法來解釋病情。此時，我也無法分辨家屬究竟是真的聽不懂，還是選擇性地解讀我的「強烈暗示」。

「潰瘍穿孔會導致腹膜炎與敗血症，病人現在正處於因為敗血症所引起的休克，如果不立即手術治療，休克之後接下來就是死亡。」為了讓他們清楚事態的嚴重，我無法顧慮到家屬的感受，只能把話講得更直接。

「那就是說只要開刀就不會死了嗎？」有位家屬問了這句話。我可以理解希望自己親人不要死的心情，但也很意外自己所謂的「不開刀就會死」，會被反向解讀成「只要開刀就不會死」。

「我的意思是接受手術的話，或許還『有機會』能夠存活。」我刻意加重語氣再次強調。

「請問手術的死亡率有多高？您有幾成把握？」

「這不是我個人有幾成把握的問題，而是依照國際的文獻統計，病人目前的狀況接受手術，預期的併發症與死亡率大約七成左右。」一直以來我所受到的訓練，對於任何病情解釋，都應該要有科學根據，而不能信口開河。

「那就是說還有三成的機會，這樣我們就放心了！」我不理解他們的放心是根據那一點，我所說的一字一句都在在強調這項手術的危險。

「除了手術本身的風險之外，以病人的心肺功能來看，術後他可能會在加護病房住很長一段時間，而長期使用呼吸器的結果，又有很大的可能會併發出肺炎或是其他感染。」我繼續說明術後可能發生的各種問題。

「但是至少還有機會吧！您說有可能發生，但也有可能不會發生吧！」家屬用一種「期待我點頭贊同」的殷切眼神看著我。

「爸爸平常做很多好事，我們相信他會順利過關的！」家屬們聽完我的解釋之後，自顧自地聊了起來，用這樣的方式來給彼此打氣。

此時此刻，我不確定自己再三強調的醫療風險，家屬是否能理解、又是否能夠接受？醫療過程中有太多的不確定性與未知的風險，但或許是為了給自己希望，也或許是不能接受殘酷的事實，家屬經常會「選擇性地」對醫師的病情解釋斷章取義。因此解釋病情的技巧已不只在於「鉅細靡遺地說明」，而更要讓對象「聽懂」我們要表達的意思。

人總是習慣揀自己想聽的話聽，這樣的人性弱點，病人與家屬如此，其實醫師自己亦然。

「我們同意進行手術！醫師我們對您很有信心，我們相信您的技術很好的！」最後家屬們接受了我的建議，但附帶的這句話卻讓我有點不自在。

急診與門診最大的不同在於：在門診時，病人通常會先打聽過看診醫師的名聲與口碑才掛號；但急診的病人由於病情需要立即處理，通常是由當時值班的醫師治療，而沒有太多選擇。

所以，我不知道在這簡短交談的幾分鐘裡，他們從那裡看出我「技術很好」？我只知道如果自己也默認了這句沒來由的讚美，那是否代表著手術不成功就是「技術不好」？

因此，我嚴肅的告訴他們：「病人的病情非常嚴重，我們會盡力救治，但術後恢復的情況並不完全與醫師的技術有關……技術再好的醫師都不可能保證病情的恢復！」家屬們經常陷入「醫師醫術好，病人就會好；病人不會好，就是醫師醫術不好」的迷思中，卻忽略了疾病與病患本身體質帶來的風險。

在現今醫病之間缺乏互信的醫療環境中，不僅要讓家屬「聽懂」自己的意思；自己也得「聽懂」對方話中有話的弦外之音。

仇恨社會的指控

病人透過各種媒體或網路取得資訊，連帶造成人與人的信任感急遽消失。所以，病人對醫師會有這種「直覺性的不信任」亦不令人意外……

「我是今天值班的外科主治醫師，急診醫師聯絡我來幫您會診。」值班時間，我走向一位劇烈腹痛的中年男子。

「外科？為什麼要看外科？急診說我得的是胃潰瘍而已，不是應該看胃腸科嗎？」病人似乎對我的前來感到不解。

「單純的胃潰瘍當然是看胃腸科，但你是胃潰瘍穿孔造成的腹膜炎，因此需要外科手術修補。」胃潰瘍穿孔通常都以急性腹痛來表現，病人常因此來掛急診。由於大部分的病人都難以接受「只是肚子痛卻要開刀」這件事，長期累積的經驗已經讓我很習慣他們會有這樣的疑問，因此我已有一套固定的說明方式。

「我不要開刀！」話還沒說完，他幾乎是不假思索地拒絕。

這是許多病人都有的相同反應，因為恐懼而排斥手術，通常我會尊重對方的意願，而不喜歡「說服」他們接受手術。但在讓病人做選擇之前，我有義務說明手術的必要性以及不接受手術可能的後果。

「一定有不必開刀的治療方式，單純的吃藥打針不行嗎？」

「國外有極少數的報告主張，對某些特殊病患可以採取非手術的保守療法。但依你目前的病情並不適合，況且再拖下去恐怕有敗血症的可能……」用恐嚇的方式迫使病患接受手術，雖然這並不是一個好辦法，但我確實得讓他知道事情的嚴重性。

「我才不相信！我聽說很多外科醫生都為了賺健保費，騙病人開不必要的刀。」他又再度打斷我的話，只是這次的語氣與內容增加了懷疑。

我不知道他的「聽說」是否有事實根據，也不想深究「究竟是聽誰說」。

「你自己考慮吧！我只是基於職責給你建議而已。」聽他這麼說，我也不打算再多費唇舌。或許醫界確有少數的害群之馬，但不可諱言，這些年在媒體渲染的推波助瀾下，這種成見更是與日俱增。醫師應該體諒病人害怕接受手術的心理，卻不代表必須接受這種近似侮辱的懷疑。

一直僵在急診室也不是辦法，我交代住院醫師先給病人必要的輸液與藥物，若是他改變心意就立刻通知我。

幾個小時後，再度接到通知：「病人的兒子來了，他有許多手術相關的問題想請教您。」於是我再度走回急診，重新把病人目前的診斷、手術的必要性與相關的風險仔細說明一次。

當我口沫橫飛地解釋病情時，他似乎沒有專心在聽我說，反而低頭看著手上的平板電腦，飛快地翻閱網頁。

「我從網路上查到一些資料，診斷胃潰瘍穿孔要做許多檢查……」他看著電腦螢幕洋洋灑灑唸出一長串檢查工具，其中有好幾種不是早就過時、就是根本不適合用在這位病人身上，「為什麼你只幫我父親照一張X光片，就斷定他要開刀？」

「檢查工具有很多種是沒錯，但若連最基本的X光都已經顯示有穿孔證據的話，便不需要再做其他侵入性的檢查，況且這些檢查也不會改變他需要接受手術的事實。」我很耐心地說明診斷流程與思考邏輯。

「我看到網路上還說……」他直接把平板電腦拿到我面前，裡頭是某個網路論壇的留言討論，當中有網友的親身經歷、也有純屬個人臆測就下的論斷，內容或許聳動、振振有詞，但卻似是而非。

「網路上的資訊真真假假，不能盡信；況且若是參考這些旁門左道的治療方式，出了事情誰要替你負責？」說這些話的時候，我心中感到一陣悲哀，醫師的專業判斷甚至連網路上的三言兩語都不如。

病人與家屬還是沒有接受我的建議，仍堅持要「先弄清楚再開刀」。

幾經掙扎與考慮，他們終於作出決定。

「最後是什麼原因讓你改變心意？」

「我打電話問過好幾個當醫藥記者的朋友，他們說你的建議沒錯。我那些朋友可都是專業人士呢！」

難道醫師不是專業人士嗎？或者醫師的專業不值得信任？

資訊爆炸的時代，除了口耳相傳的訊息傳遞方式之外，病人可以透過各種媒體或網路取得資訊，自然不必對醫師的建議照單全收。更因這些來自四面八方的訊息，連帶造成人與人的信任感急遽消失，早期那種「醫師說了算」的時代已不復存在，所以，病人對醫師會有這種「直覺性的不信任」亦不令人意外。

心念電轉之間，我接到住院醫師的求援電話，另一位住院中的病人對隔天預計進行的手術有非常多疑問，要求主治醫師親自解釋。

「在門診的時候不是都解釋過了嗎？」一邊走去病房，一邊自言自語著。我對這位病患印象相當深刻：他因為腹痛而掛胃腸科的門診，在診斷為膽結石後轉到外科門診接受手術，當時我花了近一小時向他說明手術的風險與各項細節。

「怎麼啦？還有什麼部分想再多了解一點？」病人看到我走進病房，便放過快要招架不住的住院醫師，我也擠出職業笑容來替病人解答問題。

「我對麻醉的方式有疑慮。可否不要使用全身麻醉？我擔心麻醉的風險。」

「這點恕難配合，全身麻醉是腹腔鏡手術的基本要求。」我可以理解病人會對每個未知的步驟會感到恐懼，不過麻醉方式的選擇恐怕由不得他。

「麻醉同意書上寫道：麻醉過程會使用氣管內插管。我的職業是補習班老師，工作內容要講很多話，所以我要求『絕對』不能讓我的喉嚨受傷！」

「一般來說，插管造成喉嚨受傷的可能性不大。但如果您對麻醉的細節有疑問的話，手術前你可以跟麻醉科醫師再談一談。」身為負責手術的主治醫師，通常我會簡單解釋一下麻醉的部分，但這位病人似乎需要更詳細的說明，又提出了某些不可能給他承諾的「絕對」要求，基於權責畫分，我只好請麻醉科醫師出面。

據說病人在麻醉諮詢處談了很久，才得到令他滿意的答案。

由於腹腔鏡的傷口極小，因此病患在手術後隔天就下床活動，此外進食與排便的狀況也相當良好，這算是一次相當成功的手術。

「除了傷口還有點痛之外，其他都恢復得很好，醫師謝謝你！」或許是困擾已久的宿疾獲得解決，查房時他很感謝外科團隊提供的治療。

「可是我的喉嚨還是很痛，麻醉前我不是再三強調我的喉嚨很重要嗎？」說到這裡，他忍不住乾咳了一聲，「咳嗽的時候甚至還有血絲。」

「這是麻醉插管後的正常反應，只要多喝水就會好，很多病人都有類似的症狀。」這是病人術後常有的不適，並不是什麼不正常的狀況。

「我可以告麻醉科醫師『業務過失傷害』嗎？他的『業務』是替我麻醉，卻造成我喉嚨的『傷害』！」他義憤填膺地表示不滿。

「不要動不動就把提告掛在嘴邊！」我忍不住糾正他，「麻醉科醫師的工作，是維持病人在手術期間的安全與穩定，這部分人家做得相當稱職。」

「我還是認為麻醉科醫師的插管技術有問題，才會害我的喉嚨這麼痛，我一定要投訴他！」

「那你要不要順便投訴我，幫你開刀，害你的傷口很痛？」見他這麼不可理喻，離去前我反問他。

我本以為這只是他當下的情緒反應，或許冷靜思考後會知道自己誤會了麻醉科醫師。豈料在他出院後幾週，院方竟真的接到投訴。內容雖然不至於荒謬到抱怨「手術害他很痛」，但滿滿兩頁的內容充滿對麻醉科「插管害他喉嚨痛」的不滿。即使這純屬病人自己的誤解，但依照規定也不能置之不理，被投訴的麻醉科醫師還是必須填寫意見回覆單。

「這些內容看了就不開心，還真不知道該回覆什麼，又不能跟他吵架。」

「你就回覆：『謝謝指教，以後改進』就好啦！」面對這種無理的抱怨，與其說生氣，倒不如說無奈的成分居多，當麻醉科醫師向我抱怨這件事時，我試著用開玩笑的方式來安慰他。

病人似乎沒有善罷干休的意思，投訴單回覆後幾天，我接到某家媒體的訪問，目的是為了求證：「是否有病患在本院接受麻醉插管後，造成喉嚨傷害？」，在我詳細說明與嚴詞駁斥此事後，記者竟也表示：「我當然知道醫師沒有任何疏失，只是既然有民眾投訴，按照本公司規定就得進一步處理與查證，其實我對貴院很抱歉……」

或許是因為查證後還我們清白，也或許是沒有值得報導的新聞價值，此事又再度不了了之。

資訊時代不僅造成人與人的信任感降低，各式各樣發洩不滿的管道，似乎更增長了人與人之間的對立。

事情真的結束了嗎？

此事件過後的某一天，麻醉科醫師上網查資料時，一時興起在搜尋網站輸入自己的姓名，映入眼簾的是某則對自己指名道姓的憤怒指控：「麻醉插管害我喉嚨受傷！」

不作為的二次傷害

吸入性肺炎確實是我們造成的，但吸入性肺炎難道無法治療嗎？理論上透過有效的呼吸治療與抗生素，病人不見得一定會死亡。

「我父親對鼻胃管很害怕，麻煩您插管的動作輕一點。」一位長期臥床、靠鼻胃管灌食維生的老先生，今天下午在翻身時不小心將鼻胃管滑脫了，護理人員通知住院醫師來幫病患重新放置鼻胃管。當他戴上手套準備開始時，平時照顧病患的兒子在旁提醒這位住院醫師。

「放心吧！插鼻胃管這種小事，我已經很有經驗了。」住院醫師的動作相當熟練，他一邊進行、也一邊安慰著家屬。

「嗯？有點不太順……」似乎與預期有些不一樣，住院醫師這麼自言自語著。

「那怎麼辦？會不會有問題？」言者無心聽者有意，家屬因為他的這句話而相當緊張。

「沒問題啦！我放過這麼多次，從來沒有出錯過。」聽得出住院醫師對家屬的疑問感到不耐。

「要不要確認一下管子的位置對不對？會不會放錯位置？」病人的兒子還是不放心。確實，放置鼻胃管雖然屬於入門級的醫療行為，但若放置的位置不正確，則有可能將原本應該灌進胃裡的食物，灌到肺部而造成嚴重的吸入性肺炎。

住院醫師應家屬要求，做了再確認的動作，但結果有點模稜兩可，很難判斷位置是否正確。不過他沒有理會家屬的疑慮，還是一派輕鬆地脫下手套離開。「不用擔心，不可能會有問題，可以開始灌食了。」臨走前他很有自信的說。

當天晚上，老先生在灌食的過程中突然發生窒息，值班的醫護人員立刻衝進病房幫病人插管急救。當護理人員欲從氣管內管中幫病人抽痰時，豈料抽出來的不是痰，全都是剛才看護工灌進去的牛奶。

這很明顯是因為灌食造成的吸入性肺炎。

「我就說那支鼻胃管有問題！都是下午那個住院醫師放錯位置，才害我父親變成吸入性肺炎！我要求他要負全責！」病人的兒子氣急敗壞地對著醫護人員破口大罵。

由於我們只是夜間的值班人員，對病患本身病情並不了解，也不知道今天下午曾經發生過這段故事。但聽到家屬有這樣的抱怨，知道肯定事有蹊蹺，因此也不敢擅作解釋。

當急救動作開始啟動，護理人員請家屬在病房外等待，但他卻堅持不肯離開，始終面罩嚴霜地盯著我的每個治療步驟。雖然這些工作對我來說早就熟練如家常便飯，不過面對不友善的家屬與可能產生的醫療糾紛，我的汗水一滴滴從額頭流下。

「當務之急是先把病情給穩定下來，至於究責的問題，我們之後再來討論。」急救告一段落後，我代表值班的醫護團隊向隨後趕到的家屬們做初步的病情解釋。

由於事情與我無關，所以家屬對我沒有太多責難，但仍然沒有好臉色。我能做的除了完成必要的急救之外，緩兵之計是趕緊安撫家屬的情緒，一切先以治療病患為重。

很快地病患被轉入加護病房觀察，但生命徵象一直不穩定，目前還沒脫離險境。病患的兒子向其他家屬描述了下午的情形，他一口咬定是因為鼻胃管放置不當，才導致這麼嚴重的後果。因此當加護病房的值班主治醫師出面解釋病情時，群情激憤的家屬們一個字也聽不進去，

「發生這樣的意外我也很遺憾，不過目前應該全力搶救病人。我知道你們在意責任歸屬的問題，事後本院一定會專案討論，給各位一個交代。」他的想法與我一樣，先救病人最重要！

「人都被你們搞成這樣了，還有什麼好治療的？我只求不要再傷害我的父親。」我可以理解家屬的激動與憤怒，但把我們的治療解讀為傷害病患，雖然嘴裡沒說，心裡仍相當不是滋味。

眼前病人的狀況不佳的確是事實，即使覺得被罵得不明不白，主治醫師還是得耐著性子說明接下來的治療計畫與可能發生的變化。

「我父親這輩子過得夠辛苦了，沒想到現在又被貴院的醫療疏失所害。我已

不再信任你們提供的治療，與其臨死前還受折磨，倒不如讓他能夠有尊嚴地離開。」加護病房裡，病人的兒子語氣相當堅定地告訴醫護人員他的決定。

面對家屬如此盛怒的態度，主治醫師不敢違逆他們的意願，也只好任憑數落，配合他們的要求。

發生這麼重大的事件，值班人員當晚便立刻向上通報行政長官，放置鼻胃管的當事人也被急電召回醫院。在開會了解事情的來龍去脈之後，院方將事件定調為本院的疏失，將在醫療上全力補救，並且拿出誠意與家屬溝通。

會後由長官代表院方出面與家屬協調，表達遺憾與盡力搶救之意，正在氣頭上的家屬仍然相當不諒解，亦拒絕我們提供的一切治療，僅表示要讓自己的父親不再受醫療造成的痛苦。

其實若能積極治療，病人仍有恢復的機會，可惜在劍拔弩張已完全失去信任感的狀態下，所有的治療都被家屬嚴正拒絕了。他們甚至連任何藥物都不讓醫療團隊使用，即使多位醫師再三勸說，依然不為所動。

若這個情況發生在一般病患身上，依自己仗義執言的個性，勢必會對他們曉以大義；但偏偏這是個有醫療糾紛的病患，沒有人願意冒著成為家屬出氣筒的風險去忤逆他們，只得一切順著他們的意。

在沒有任何治療的狀況下，兩天後病人當然撐不下去，加護病房只得硬著頭皮通知家屬，病患已經死亡。

有如此重大的處置失當，甚至影響到病患的生命，這勢必會釀成醫療糾紛。當家屬替病患辦理往生後的離院手續時，醫療團隊全都嚴陣以待，高層的長官也坐鎮現場，一方面表達院方對此事件的慎重，另一方面也預防有不理性的意外狀況發生。

家屬要求開立一份診斷書，內容需載明病患是死於「因醫療疏失造成的肺炎」。面對這個強人所難的要求，主治醫師費了不少唇舌來解釋：診斷書的書寫有其固定格式，僅能載明醫療上的專業診斷，不應使用敘述性文字。「肺炎」二字為專業診斷，而「疏失與否」則非診斷書上所應記載，院方的做法並非為了規避責任。

要求遭到拒絕，他冷哼一聲表達不以為然。

往生室的同仁來接病患的遺體離開，見到自己的父親被推出，病患的女兒再也按耐不住激動的情緒，大聲地哭吼著：「爸爸您死得好冤枉啊！就是這家醫院把您害死的！」

護理長試圖拍拍她的肩膀，安撫她激動的情緒，但手卻被她甩開：「不要碰我！這一切都是你們造成的！」

身為醫護人員，沒有人會惡意傷害病人，這樣的意外無論是醫病雙方都不樂見，或許院方處置有待改進的空間，但這些情緒性的攻擊仍令我們心情沉重。

加護病房門口，同仁們為展現誠意，齊身起立目送病患遺體離開。行政長官亦當場提出願意減免相關醫療費用，以及協助家屬處理後續喪葬事宜。

病患的女兒還是相當激動：「我們一毛錢都不要，但一定要討個公道！」

家屬中的意見領袖始終保持冷靜的態度，只是淡淡的說：「很多事情是錢沒辦法解決的。等我父親的喪事告一段落，我們再來討論此事該如何處理……」看來這場醫療糾紛是無法避免的了，無論是院方或事件當事人都承受極大的壓力，大家都不知道家屬下一步採取的動作會是什麼。

內部開過幾次檢討會議，結論都一致認為，院方應該釋出善意與家屬和解。畢竟住院醫師的處理確有瑕疵，而且整個治療的過程家屬都了解的清清楚楚，如果不幸對簿公堂，我方幾乎沒有勝訴的機會。

這當中公關人員也試著與家屬接觸，表示院方有誠意和解，甚至主動提出一筆補償金額，希望雙方能避免走上可能得纏訟多年、對醫院與病家都是精神折磨的法律途徑。

可惜家屬的態度相當強硬，雖然不至於惡言相向，但總讓負責聯繫的公關人員碰了一鼻子灰。他們再三強調：「再多錢也換不回自己父親的命！」

一個月後，院方收到家屬提告的存證信函，內容與我們料想的差不多：因本院的醫療疏失插管不慎，導致其父因吸入性肺炎而死。因此在計算過各項相關費用後，他們要求一筆鉅額補償金。

由於對方已經開出條件，因此院方與家屬決定就賠償內容召開再一次協調會。正式開會的前一天，高層長官與法律顧問召集所有相關人員進行會前討論。

「大部分的醫療糾紛都僅是來自於醫病間的誤會，所以開協調會的目的是讓醫病雙方坐下來溝通。在詳細說明治療經過後，醫師可以就家屬質疑的部分進行澄清，所以態度應該不卑不亢。但這次的事件與我過去處理的經驗不太一樣。」還沒開始討論前，法律顧問就先提醒我們這一點。

「這次的事件我方醫師確實有處置失當之處，更因此造成病患的傷害。家屬的認知是如此，而事實也沒有我們多做解釋的餘地。因此我方最重要的態度並非是替自己的錯誤辯解，反而應該勇敢承認錯誤，以免被家屬認為院方在推卸責任。」這話聽了雖然令人喪氣，但卻是鐵一般的事實。

「態度上我們更應該採取低姿態，絕不能讓家屬覺得我們有所謂『專業的傲慢』。」大家都知道明天的場面會令人不好受，在討論會後長官還是謹慎地對大家耳提面命。

隔天的醫病協調會雖然沒有出現火爆的場面，但由於家屬已認定是本院的疏失造成病患死亡，因此在賠償金額上一點也不願意讓步。會中雖然院方已展現盡力補償的誠意，可惜雙方無法達成共識。

我相信失去至親的痛苦，絕非金錢所能衡量；況且生命無價，該用多少錢來補償本來就沒有一定標準。我不是當事人，本不該對家屬提出的要求有任何意見，但聽到他們要求的天文數字賠償，還是不免咋舌。

後續的幾次協調依然沒有結論，雖然我方承認錯誤，但無法對家屬提出的賠償條件全盤接受。看來勢必得走向法律途徑，由司法來決定賠償的金額。

這件事在院內造成軒然大波，大家又得坐下來商討對策。

「家屬不願意和解，這下可怎麼辦？看來大家真的得在法院見了。」一位長官憂心忡忡地說。「通常這種官司會打很多年，而且依目前的態勢，我們幾乎沒有勝算。」

「因為你一個人的錯誤，把我們大家都給拖下水！」病患的主治醫師忍不住抱怨，把事件始作俑者的那位住院醫師罵了一頓。

「我很抱歉連累醫院、連累各位長官……」幾個月的心理煎熬，他整個人瘦了一大圈，雖然他並非故意犯錯，但家屬的指控想必在他心裡留下陰影。此刻面對上級醫師的責備，眼眶也已泛紅。

「現在說這些都已經太晚，還是想想該怎麼辦？如果最後的判決是『業務過失致死罪』，那真的非同小可，或許不是只有賠錢那麼簡單，說不定有牢獄之災……」院方的法律顧問點出了最核心的問題。

在醫療過失尚未除罪化之前，哪怕是無心之過，負責救人的醫師卻有可能被當成作奸犯科者而被關進大牢裡。

「看來只有答應家屬的要求了，只是他們要求的金額太高，實在是不符合比例原則。」某位長官自言自語發表自己的看法。

與會人士你一言、我一語熱烈地討論起來，雖然大家的共識都是院方有錯，對病患的傷害責無旁貸，但處理態度卻分成了「主和派」與「主戰派」：前者認為既然自己有錯在先，那就賠錢息事寧人，不要鬧上法庭或媒體；後者卻認為家屬要求的賠償金額過高，應該循體制內的法律途徑來解決。

「病人的死因究竟是什麼？」一片混亂中我力排眾議，提出在心中盤旋已久的疑問。

「家屬的認知是因為放置鼻胃管不慎，造成病患因吸入性肺炎而死，因此指控本院有嚴重的醫療疏失。」病患的主治醫師不理解何以我再重提這個問題。

「吸入性肺炎確實是我們造成的沒錯。我們當然不能否認住院醫師放置鼻胃管的確認動作不夠紮實，並且在位置未能確認是否正確的狀態之下，即建議家屬替病患灌食。」

原本吵雜的會場安靜下來，我則繼續發表自己的看法。

「可是吸入性肺炎難道無法治療嗎？理論上透過有效的呼吸治療與抗生素使用，病人不見得一定會死亡。」

「事實上，許多吸入性肺炎的患者，都有機會經過治療後痊癒。」加護病房的主治醫師剛好是胸腔專科醫師，他也提供了專業意見。

「但當時家屬完全不讓我們繼續治療病患……無論是藥物或其他的治療動作，家屬都一概拒絕。」當天值班的主治醫師重新描述事發時的情形。

「那時候有沒有醫師積極勸他們接受治療？或是告訴他們還有恢復的機會？」在座的律師似乎也聽出箇中事有蹊蹺，忍不住追問這一句。

「有啊！可惜沒有人說服得了他們，家屬很堅持要讓自己的父親『沒有痛苦的離開』。」

「吸入性肺炎是我們造成的，這點絕對不能否認。但抽絲剝繭之後可以發現，如果積極治療，病人不見得會死亡。」

原來我們一直陷在「因鼻胃管放置不慎，而造成病患死亡」的死胡同中。住院醫師所犯的錯，法律上或許可稱為「業務過失傷害」，但不見得就是「業務過失致死」。某種程度上，病人的死亡和家屬的拒絕治療也有關係。

如今，案子已經進入司法程序，雖然事隔多年，卻仍在纏訟當中，最後的判決結果如何？尚在未定之天……

轉回原點

許多治療的黃金時間就是在尋求第二意見中被浪費掉了。而這當中浪費的不只有時間，更是病人的生命與健康……

「我想拷貝我父親的病歷與剛才照的電腦斷層影像。我們打算去別家醫院再問問看，對您真不好意思。」病人家屬在聽完我的病情解釋後，相當客氣地拒絕我幫他父親動手術。

「腸扭轉與腸阻塞是很嚴重的疾病，我不建議再等下去，否則有可能會變成腸壞死。」雖然家屬已經打算轉診去更大的醫療院所接受治療，理論上我只要配合辦理即可，但基於病患安全，我還是必須告知延遲手術的風險。

「謝謝您的提醒，我絕對沒有對您不敬的意思，只是我們想要再多聽聽其他醫師的意見，畢竟開刀是件大事……」

我能理解家屬的想法，連買東西都強調要多詢問與多比價，更何況是人命關天的醫療行為。再加上現在就醫的便利性，許多民眾已習慣尋求所謂的「第二意見」。

「你的要求我絕對尊重，我也希望令尊能順利康復，並不是非要在本院接受手術不可。但是請你千萬記得：不管轉去那一家醫院，都要盡快治療，千萬不可拖延！」我早已習慣病人的來來去去，並不會因為他的不信任而感到不悅。我相信醫病之間有某種緣分在，好聚好散才是成熟面對的態度。

病人離開的時間大約是晚上九點多，當晚我還治療了其他幾位需要緊急手術的患者。正當隔天早上交完班準備離院時，急診通知我昨天晚上那位腸扭轉的老先生又回來了，病人的兒子指定要我會診。

「你們不是轉診去其他醫院手術了嗎？」

「原本的打算是如此，誰知道那家醫院的急診室大爆滿，我們等了快半小時才有醫師來診視。那裡的醫師看了我們帶去的電腦斷層，也說我父親需要開刀治療。」

「那怎麼沒開刀就又轉回來了呢？」他的回答令我更加不理解。

「我當時要求再幫我父親做一次電腦斷層。可是那裡的急診醫師不同意，他很堅持已經照過的影像就不需要再照……」此時家屬開始有點吞吞吐吐。

「他們說的很對！電腦斷層這種高輻射劑量的檢查，本來就不該一照再照。況且距離前一次檢查還不到三小時，本來就沒道理再做一次！請不同的醫師判讀影像提供意見，這點我不反對。但要求再做一次一模一樣的檢查，實在沒有必要。」我可以想像他們在另一家醫院碰到的釘子，因為同樣的狀況我也常遇到：病人已經在外院做過檢查，又轉來本院要求再做一次。因此，我相當贊同外院的做法，必須導正家屬的觀念。

「我不是不相信醫師的判斷，也不是懷疑貴院的影像照得不清楚。我只是在想，會不會是弄錯了……新聞常會報導醫師開錯刀或看錯病人的烏龍事件。」或許是我的態度相當嚴肅，他的回答越來越心虛。

「結果呢？你因為他們不幫你父親再做一次檢查，就再度轉院嗎？」比起一直爭辯是否需要重複檢查，我更想知道他們接下來的遭遇。

「我跟那位急診醫師吵了起來，最後憤而自費再做一次！我不能接受有任何一點弄錯的可能。」他竟然為了微乎其微的可能性，反而讓父親曝露在風險更大的高輻射線劑量中。

「請問照出來的結果與本院一樣嗎？」我以略帶調侃的語氣問他。

「沒想到比第一次檢查看到的還嚴重，那裡的醫生說腸子已經壞死，必須馬上開刀。可是，他們又說不確定何時能進行手術，要我們在觀察室裡等待，結果一直到天亮都沒有消息。我父親已經痛到受不了了，只好再轉回來這裡看診。」

雖然我一開始就強調不是非由我執刀不可，但從結果來看，他們的轉診、檢查與等待都是多餘的，許多治療的黃金時間就是在尋求第二意見中被浪費掉了。最重要的是，這當中浪費的不只有時間，更是病人的生命與健康……

＊　＊　＊　＊

某天，門診來了一位中年婦女，陪同她就醫的丈夫出示一份外院的病歷摘要，內容包括病人的電腦斷層檢查與病理切片報告。

「我太太這段時間反反覆覆的腹痛，再加上體重也一連掉了十幾公斤，前陣子我們去住家附近的醫院檢查。結果電腦斷層看見胰臟長腫瘤，做了病理切片。前天通知我們去看報告，那邊的醫師說是胰臟癌，建議我太太開刀。因為有一位朋友向我們介紹您，所以專程過來給您看。」

我對病人做了初步問診，症狀與胰臟癌大致上符合，再看他們帶來的影像光碟與檢查報告，是出自一家頗具規模的大醫院，可信度無庸置疑。既然外院已經幫病人完成詳細的術前評估，因此我直接幫病人安排住院，以及後續的手術事宜。

「需不需要再做一次切片？有沒有可能是弄錯了？」這時候病人突然問我這一句。「我們想要再仔細檢查一次，這樣或許更謹慎一點。」病人的先生此時也跟著答腔。

「基本上外院已經做過相當完整的評估，短時間內不需要重複做相同的檢查。因為這不但沒有意義，而且每項侵入性治療都有風險。」其實不是我小氣，而是就專業考量上，我不該讓病人再承受一次高風險的檢查。

胰臟位在腹部的深處，要在術前取得病理切片並不容易，病人得忍受長針插入體內的痛苦，也必須承擔出血或腸穿孔的可能。

「我們之所以要轉院，就是希望能夠更確定，就算是多挨一針也值得。」他們夫妻異口同聲地表示。

「這家醫院是有口碑的大醫院，經驗與技術都不是問題；況且判讀的醫師亦是醫界有名的前輩，專業度不容質疑。我認為再做一次切片檢查是毫無意義的！」

「事關我太太的健康，怎麼會是『毫無意義呢』？朋友特地介紹我們來找您，結果卻連檢查都不肯做。如果是健保給付的問題，大不了我們自費！」或許是要求被我拒絕，他們越說越生氣。

「我相信前一家醫院一定告訴過你們，胰臟穿刺是個有風險的侵入性檢查，並且『不保證能取得有效的檢體』。」他們點點頭，同時也冷靜下來聽我分析。

「如果切片的結果證明是惡性腫瘤，那當然有達到檢查的目的；問題在於切片取得的少量檢體，也可能不足以確定診斷。若切片檢查無法證明是惡性腫瘤時，並不代表胰臟癌不存在。」我所說的，正是病理切片的盲點與迷思。

臨床上常遇到的困難是：固然影像上已經看見明顯的胰臟腫瘤，但因皮下穿刺能取得的細胞卻有限，以致無法分辨腫瘤是良性或惡性。再加上胰臟腫瘤幾乎多為惡性，因此，國外的文獻甚至認為不需要做術前切片，依影像檢查結果就可以直接進行手術。

當我得知外院竟能透過皮下穿刺的方式取得胰臟檢體，並且從中診斷惡性腫瘤時，除了佩服做檢查的醫師技術高超外，我相信必定含有某些運氣的成分。

我要表達的意思很清楚，無論是症狀、影像檢查、腫瘤指數，甚至是最困難取得的病理切片，都已經確定胰臟癌的存在。再多做任何檢查，也不會改變這個事實。

「您說的我們都了解，但是還是想再確定一次，說不定是外院弄錯了……」

怎麼樣都說服不了他們，我只好在手術前再安排一次切片，讓病人冒險接受如此侵入性的治療，只為了杞人憂天般的擔心。

幾天後，病理切片報告顯示陰性反應，意即有限的檢體中並沒有看見惡性腫瘤的細胞。

當我告知病人這樣的結果時，他們夫妻倆頓時笑逐顏開，覺得自己逃過了一劫。「我早就說應該多問幾家醫院的，還好我們堅持再做一次檢查。事實證明這一針沒有白挨！」他們不禁抱怨起外院的醫師，甚至打算投訴他誤診。

雖然第二次檢查是在病人與家屬的堅持下進行，但此刻的我卻相當後悔自己的妥協。我完全不覺得「切片沒有惡性細胞」是值得高興的事，這次檢查的結果無疑是搬石頭砸自己的腳。

「不好意思，我不是要潑兩位的冷水。就如我一再強調的：病理切片或許能夠提供癌症診斷，但卻不能排除癌症的存在。」顯然他們處在相當開心的狀態，可惜我必須打斷他們歡欣鼓舞的心情。

「『外院弄錯檢查報告』的可能性，遠比『確實有癌症，但切片無法證實』的可能性要低得多。我們該思考的是：影像上所看到的腫瘤，以及第一次病理切片報告發現的胰臟癌，到底該如何解釋？」他們這才恍然大悟，收起臉上的笑容。

「換句話說，你敢不敢因為這次切片的結果，就推翻前一家醫院的診斷？你敢不敢就當做自己沒有腫瘤？那如果你真的有胰臟癌，而錯過了治療的機會怎麼辦？」或許我提出的一連串問題令他們措手不及，但這才真的是人命關天、該深入考慮的事。

即使第二次的病理切片沒看到惡性細胞，我還是認為手術勢在必行，這是我對他們最誠懇的建議。理由就如我一開始所強調，這次的檢查無論結果如何都毫無意義，既不能改變診斷，也不會改變治療。

夫妻倆商量了一會兒，決定從長計議後再接受手術。當天下午就辦理出院手續，之後幫他們預約的門診也不再出現。

隔了很久，某天遇到當初介紹那對夫妻來看我門診的朋友，我才又想起他們，於是順口聊起這件往事。

「他們後來轉去第三家醫院，又自費做了一次切片，接著就在那家醫院接受手術。」果然和我猜測的一樣，當對第二意見有懷疑時，他們繼續尋求第三意見。

「所以第三次的切片結果，再度證明是惡性腫瘤囉？」我刻意強調「再度」兩個字，否則病人說不定要去看第四家醫院。

「沒有，還是沒看到惡性細胞，不過他們總算被說服了。」

「那術後的恢復如何？」儘管只是萍水相逢的病人，我還是忍不住想關心。

「手術中發現已經有淋巴腺的擴散，預期日後復發的機率很高。從第一次診斷到接受治療，來來回回看過不少醫生，拖了大半年的時間。當初如果接受建議早點開刀的話，說不定不會那麼嚴重……」說到這裡，朋友悠悠地嘆了一口氣。

凡事多打聽、多比較，或許沒錯，但在醫療上，貨比三家真的不吃虧嗎？

沒有贏家的戰爭

醫療糾紛縱然有真相、有對錯、有是非，但在這一場對抗中，醫病雙方卻沒有人是真正的贏家……

忙碌的急診室裡人來人往，突然闖入一群不速之客，大聲嚷嚷著要求查扣某一本前天來本院就診病患的病歷。院方趕緊請出主管來應對，對方是那位病患的家屬，還帶著兩位律師。自進入急診室起，他們手上的錄音筆與攝影設備完全沒有停過。

經歷了前天的事情，我們都知道一場醫療糾紛是免不了的，只是沒料到家屬的動作會這麼大，一切會來得這麼快。

時間回到前天下午，一位有先天性心臟病的年輕女性，幾年前在本院接受過心臟手術，之後一直在心臟外科門診追蹤。當天下午是她預定的回診日，因此父親載她來醫院就診。

就在快到醫院時，病人突然覺得心悸與胸悶，於是父親直接把車開到急診。「門診還要等好幾十號才看得到，我們去掛急診比較快！妳先進去，我把車停好就進來。」

於是小女生在急診下車後，獨自走進急診室掛號，也由於過去的外科病史，因此她被檢傷分類為外科急診的病患。

雖然病人臨時放棄門診而改掛急診，但急診室看診的優先順序是病急先看，而不是依照掛號的優先順序。因此像這樣生命徵象完全正常的年輕女性，並不符合優先看診的順位。於是病人坐在急診的長椅上等待，大約十分鐘左右，一位住院醫師將手邊較緊急的病患處理完畢後，走過去替她看診。

初步的問診後無法確認病患的問題，所以住院醫師詢問我的看法，當時我的職務是外科總醫師。

「我們先幫病人做一些包括心電圖在內的基本檢查，等到檢查結果都出爐後，再會診原本替他開刀的醫師。病人本來就是要去看心臟外科的門診，如果急診這邊能提供更多相關的資訊與數據，對於被會診醫師會更有幫助。」畢竟我們的專長都不是心臟外科，因此急診室裡經常需要會診專科醫師的意見。

計畫已定，住院醫師向病患說明處置計畫、實習醫師推著心電圖機幫病人做檢查、護理人員則準備抽血檢驗。

說時遲那時快，前一秒還坐著與我們對話的病人突然全身抽搐倒下，這時所有的醫護人員立刻放下手邊工作，全部圍過去急救。大家七手八腳將病患抬上病床，幾位護理人員忙著在病患的四肢打針建立靜脈輸液。

為緩解病患持續的全身抽搐，也為後續治療能繼續進行，值班主治醫師幫病患打了一支鎮定劑。很快地她因鎮定劑的藥效發作而穩定下來，但也因為鎮定劑有呼吸抑制的副作用而窒息，因此下一步的治療就是立即幫病患插管。

而這一切都在電光石火間發生。

接下來的情形相當不妙，心電圖上呈現嚴重的心律不整，沒幾分鐘就需要用電擊來刺激心跳；血壓也因此時心臟收縮功能不佳而出現心因性休克，強心劑已經使用到最大的劑量。

但這樣的情況也持續不了多久，很快地心電圖只剩下一條直線，幾位住院醫師輪流上去替病患做心臟按摩。

病人的父親終於停好車回來，在診區沒看見自己的女兒，他萬萬沒料到此時病患已經被推進急救室接受心肺復甦術，而且已無生命跡象。

「你們把我的女兒怎麼了？」想當然耳，病人的父親完全無法接受眼前所看到的景象。

負責急救的主治醫師向家屬說明了當時發生的情形，以及醫療團隊救治的經過，病人的父親雖然不發一語，但看得出眼裡盡是懷疑。

「她本來坐在我旁邊好好的，有個醫師幫她打了一支不知道什麼藥，然後就昏倒被推進去了。」這時候旁邊有位太太突然插話，她不是病人的家屬，只是另一個等待看診的民眾。

「你們怎麼解釋？」病人的父親怒不可遏。

「我們幫病人打的是治療全身抽搐的標準藥物，是一種鎮定劑，所以才會如這位太太所述，給藥之後昏迷。但針對一位全身抽搐的患者，這是必要的緊急治療，否則抽搐無法緩解的話，恐怕對病患的傷害會更大。」雖然面對的是一位不相干人士的無理指控，但為平息家屬的怒氣，主治醫師還是好言好語地解釋。

「所以我的女兒會變成這樣，是因為你們打了這支藥囉？」

「施打鎮定劑後有可能出現短暫的呼吸抑制，因此當藥效一發作，醫療團隊立刻幫病人插管維持呼吸，治療的過程完全沒有延誤。至於病患的心律不整與低血壓，目前的判斷是她本身的心臟疾病所導致。」

急救室外頭，主治醫師忙於面對家屬一連串的質疑；急救室裡所有人都不敢停止急救的動作，儘管心肺復甦術已經施行超過半小時，病患依然沒有任何一點反應。就法律上來說，急救三十分鐘無效，已經可以判定病患的死亡。

「我不相信！我女兒在家裡都沒事，會變成這樣一定是你們害的！」發生這種突如其來的劇變，家屬會有情緒性的反應是人之常情，可是指控我們「害死病人」，這些話語，令從頭到尾替病患拚命的醫護人員情何以堪？

「醫生說謊啦！我明明看到護士抽兩支藥給醫生，他們騙你說只打一支鎮定劑。」又是這位不相關的路人甲，在旁邊煽風點火。

「妳說的是真的嗎？」這番話再度挑起家屬的懷疑。

「你們最好全部給我交代清楚！」接著他對醫護人員怒目而視，說話也越來越不客氣。

「我沒有騙你啦！這裡明明是急診室，應該要立刻看診，可是你女兒從掛完號之後都沒有人管她。過了很久，才有醫生來幫她打兩支藥，接著她就倒下來了。我從頭到尾都看得一清二楚，我可以替你作證！」這位在旁邊看熱鬧插嘴的太太，很熱心地提供她所看到的「片段事實」。

「因為醫療疏失影響我女兒的生命，這已經是不可原諒的錯誤；況且你們還說謊來掩飾自己的錯誤，真是可惡至極！」

對於這些空穴來風的指控，主治醫師充滿了無奈；為了安撫眼前盛氣凌人的家屬，他還是盡力解釋：「所謂的『兩支藥』：第一支是鎮定劑，第二支只是生理食鹽水。當藥物被打進血液之後，我們接著會用生理食鹽水沖刷，防止血液凝固造成注射接頭的堵塞。」

我們沒辦法針對醫療的步驟一一做鉅細靡遺的解釋，可是竟沒料到這竟會成為被家屬質疑的把柄。

「我不相信！我認為這些都是推託之詞！」病人的父親還是重複著這句話，完全聽不進去我們的解釋。

急救室外一場談判持續進行著，氣氛陷入了僵局，家屬不能接受病患猝死的事實，也不願接受院方的說法，他的要求是「自己的女兒不會死、也不能死」；另一頭急救室裡心肺復甦術也只能一直進行著。儘管病人其實已經死亡，儘管急救早已超過法定的時間，儘管病人因為持續的輸液、電擊與心臟按摩，已經被「救」得面目全非、不成人形。

又過了一段時間，當急救真的沒辦法再進行下去時，主治醫師不得不向家屬宣告急救無效與病患的死亡。

這對原本還抱有一線希望的父親又是一大打擊，他雖然默默辦理了離院手續，不再多說什麼，但這件事顯然還沒結束……

* * * * *

病患家屬已經提告，請檢察官介入調查，這場醫療糾紛即將進入法律程序。雖然在醫療上，我們自認站得住腳，如果不幸真的要對簿公堂，家屬也未必有勝算，但在法院正式審理前，院方還是主動召開一場病情說明會，邀請所有的家屬與當天負責治療病患的醫護人員，希望透過面對面溝通的方式，或許可以消弭這一場誤會與不必要的官司。

正式開會前，高層的行政長官聯同院方的法律顧問，與我們幾位醫師進行沙盤推演。除了詳細還原事發現場外，也針對家屬可能質疑的環節，進行模擬攻防。

當病情解釋的內容再三確認達成共識後，院方的法律顧問替我們做了心理建設：「家屬的情緒想必是相當激動的，各位一定要保持冷靜，千萬不要被家屬的言語所激怒。我們今天開會的目的是減少對立，而不是增加對立。不要理會他們可能會有的言語人身攻擊，各位只要負責將醫療的部分說明清楚就可以。」

「還有一點很重要，當天不要打領帶。」法律顧問特別提醒我們。

「為什麼？這種場合不是應該穿著正式服裝來展現專業度以及對這場說明會的尊重嗎？」我不解地提出了這個問題。

「你怎麼知道家屬不會一氣之下衝過來攻擊你？這種場合什麼事都有可能發生，你要給他扯領帶、揪脖子的機會嗎？」果然是見過大風大浪的律師，他說的情況確實有可能發生，原來連這種狀況都有標準程序來防範。

「另外，開會時不要提供茶杯倒水，或許有點失禮，但總比被家屬潑水摔杯子好……」這一招我連想都沒想過。

會議在一片寂靜的肅殺氣氛中開始。

幾位家屬魚貫進入會場，除了病患的父母和長輩們，當然也包括他們聘請的律師。事隔一個多星期，雖然不若事發當天的不可理喻，但一行人全都面無表情，對院方公關人員的招呼也視若無睹。

病情說明會的報告者是當天負責的主治醫師，儘管從頭到尾我都沒有參與這個病患的治療，但身為總醫師，責任是協助主治醫師進行必要的答詢。

「治療經過如以上所述……總結一下，病患到院很快就因心律不整而猝死，本院的治療完全依照醫療常規，並無任何延誤與疏失。對於病患仍因急救無效而死亡，本院醫療團隊感到相當遺憾。」

「經過一個星期的檢討，你們還是認為對我女兒的死亡，一點責任都不必負囉？」病患的父親率先發難。

「醫師的責任在於盡力救治病患，但不見得每位病患都能因醫師的『盡力』而康復。」面對質疑，主治醫師依然不慍不火地應對。

「依照病歷記載，我女兒的掛號時間是下午兩點十分，但直到兩點廿五分才有醫師診視與開立檢查檢驗。我想請教貴院：對於一位掛急診的患者，這十五分鐘的延誤是否太過輕忽病情？這難道不是明顯的疏失嗎？」家屬果然也是有備而來，當醫師們對病情解釋字字斟酌之時，對手亦將病歷看得仔細，希望從中挑出疑點與漏洞。

「病患到院時生命徵象穩定且意識清醒，依照急診的檢傷分類屬於第四級患者，按規定只需在半小時內診視。當時急診現場尚有多位重症病患待救治，並無多餘人力可『立即』評估此位相對輕症之患者，然而此病患僅有等候十五分鐘，尚在合理範圍之內。最重要的是，病患的變化並非發生在這等候的十五分鐘內；而當病患出現全身抽搐與心律不整的變化後，全體醫療團隊便立即介入治療。」想必家屬會對這一點提出質疑，這段解釋早已準備好。

針對「延誤看診」這點的質疑，家屬的攻擊被我們給化解。

「按照『目擊證人』的說法，有醫師替我女兒打了兩支藥，接下來她就昏迷不醒，沒多久就死了……」此時病患的母親發言，說到傷心處，語氣哽咽了起來。

我能夠理解驟然失去親人的悲傷，家屬會有這樣的質疑當屬人之常情。但曾幾何時，一位不相關的好事者無的放矢，竟也能言之鑿鑿，成為所謂的「目擊證人」？

「關於藥物的部分，已經說明過許多次，事實上只是誤會一場。病人確實是因為施打鎮定劑才昏迷，但之所要施打鎮定劑，是為了緩解病患的全身抽搐。這支藥的給予完全符合醫療常規。」一定要再三強調這件事，這個事實能讓我們立於不敗之地。

「就算鎮定劑是非打不可好了，那她的心律不整會不會是這支藥所引發？」

「目前沒有任何醫學文獻報告指出，這類藥物會有引起心律不整的副作用。因此可能的事實是，病人因為原本的心臟病而發生心律不整，又因為心律不整引發心因性休克，所以全身抽搐可能是休克的結果而非原因。」雖然病患已經死亡，這個問題不會有答案，但就治療過程中的反覆推敲，再綜合各相關專科醫師的意見，我們認為這是對病患的死因最合理的推論。

「有沒有可能是藥物過敏？給藥之前你們確認過了嗎？」當我們自以為回答了家屬的疑問，馬上他們又丟出下一個質疑。

「病患自述並無藥物過敏史，我們無從得之是否會過敏。況且當時情況危急，無論是否會過敏，都必須先投藥治療。」

「問題一定出在這裡了！你們不知道病人是否對藥物過敏，就貿然給藥，結果害他因為藥物過敏反應而死。你們還敢說沒有疏失！」會前討論並沒有料到家屬會質疑藥物過敏的問題，因此主治醫師直覺性的回答讓家屬抓到語病。

家屬們的情緒立刻鼓譟起來，熱烈地討論著藥物過敏造成的影響，顯然他們認為找到醫療疏失的證據。

「病人絕對沒有發生藥物過敏！」我拿起病患的舊病歷，查詢過去的用藥紀錄：幾年前病患接受手術後住在加護病房，曾經施打過同一種鎮定劑，當時並沒有發生任何不良反應。

我的發現替差點翻盤的談判扳回一城，這時候反而輪到家屬們一片靜默。

病患的死亡是一件令人遺憾的事，在醫療糾紛當中，醫病雙方沒有人會是贏家。我當時並不覺得能駁倒家屬是一種勝利，只是有一種「化險為夷」的感覺。

「照你們的說法，給藥的時機、劑型與劑量都正確，所以不是這支鎮定劑的問題。」當病人的父親說出這句話時，我以為他已經能夠接受事實，不再繞著這支藥上面打轉。

「我最後問你們一個問題，既然你們一直強調給這支鎮定劑是必要的，那你們如何確定緊急情況下，護士沒有抽錯藥打錯藥？說不定從頭到尾，我女兒接受的根本不是你們說的這支藥！」

家屬的這個質疑令我們瞠目結舌，無論是幫病患開立的藥單與護理給藥紀錄，都載明了我們給病患的這支鎮定劑，要我們如何去「證明」沒有抽錯藥呢？

況且照道理講，應該是家屬找到某些證據來「證明我們有錯」，而不是我們必須費盡力氣來找證據「證明自己沒錯」。

對於這類雞蛋裡挑骨頭式的質疑，似乎已經沒有一直說明下去的必要，看來非得走法律途徑，藉由第三方的醫事鑑定來仲裁。

「醫療的部分可以送交醫事鑑定委員會裁決，如果家屬對死因仍有疑義，可以請法醫進行驗屍。」院方的法律顧問替整個病情說明會做個總結。

既然談判破裂，整件事情正式進入司法程序。雙方都希望透過法律介入與層層調查，來找出真相、找出是非、拚個輸贏。

這個案子後來纏訟很多年，最後的結果是：雖然多次的醫事鑑定都認為院方沒有醫療疏失，但被告的主治醫師在不堪精神壓力之下，還是花了一筆錢與家屬達成合解。

因為家屬的不願接受事實，為求得他們「一廂情願的真相」而提告，接下來的幾年必須在出庭與各方陳情間疲於奔命；被告的主治醫師在臨床工作外，還得為了應付官司纏身而心力交瘁；因為雙方對死因有爭議，因此病人的遺體被法醫解剖相驗，遲遲沒能入土為安。

醫療糾紛縱然有真相、有對錯、有是非，但是在這一場對抗中，卻沒有人是真正的贏家……

第3部

那些醫師教我的事

身處夾縫中的小醫師，
道盡病歷表上永遠也不會寫的真實……
在拚命之後、在醫療之外的思考，
都是沒有答案的生命選擇題。

沒有答案的生命選擇題

我們要救的不是只有「那一個」病人，還包括「這一群」病人。就像在戰場上，當我們資源有限時，我們該救最嚴重的？還是該救最有機會存活的？

加護病房裡有一位老太太，開完刀之後由於呼吸衰竭，一直無法脫離呼吸器、也拔不了管，已經在加護病房裡住了三十幾天。

病患本身已經因中風而臥病在床多年，這次又因為長期使用呼吸器而衍生出肺炎與敗血症，目前處在敗血性休克與多重器官衰竭的狀態。已經用上了最後一線的抗生素，使用強心劑後休克依然沒有改善，預期的死亡率近百分之百。家屬已有心理準備，也簽署了「臨終放棄急救同意書」，不再做對病情無任何積極意義的電擊與心臟按摩等急救。

「病人從昨夜開始，血壓越來越低，請問還要不要把強心劑的劑量調升？」查房時間，護理人員向主治醫師報告前一天的狀況。「不用了，再調劑量也沒什麼用，保持現狀就好。」主治醫師邊說邊走，腳步完全沒有停下來，顯然他想快點結束這個病人的查房。

「從昨天晚上到現在，已經十個小時沒有小便，值班醫師幫病人打過兩支利尿劑，還是沒有反應。」

「這是正常的，血壓太低所以腎臟的血流不夠，當然不會有小便，這個病人連腎臟都衰竭了。」主治醫師依然淡淡地說，接著很快地走向下一個病患，對這個病患的變化不表意見、也不做任何處理。

「不用做點什麼嗎？他就這樣走掉？」負責照顧的護理人員，似乎對於主治醫師什麼都不處理的態度感到不以為然。「雖然家屬已經同意放棄急救，但不代表什麼治療都不用做了吧！我實在不能接受，身為主治醫師，竟然什麼都不管！」主治醫師的身影已經遠去，但護理人員似乎仍無法諒解。

「難道你也跟他一樣冷血嗎？就不能再替奶奶想點辦法嗎？我覺得病人很可

憐。」當時我還只是跟在老師後頭學習的醫學生，當主治醫師一走遠，這位護理師便看著我，可惜自己什麼都不懂，也沒有決定權。

面對生死的難題，每個人都有自己的判斷，自己也尚在學習中，不敢對誰是誰非驟下論斷，但我相信在她的價值觀裡，放任病人的自然死亡，有違身為醫師的職責。

「按照醫療上來講，是應該再把強心劑的劑量調高，甚至要考慮幫病人洗腎。」我一邊自言自語，但也不知道對一位臨終病患，是否真的該這麼做；況且，自己只是醫學生，我不能、也不敢違背主治醫師的命令。

又過了一天。病人雖然沒有起色，但也不好不壞地撐過這一天。

隔天主治醫師查房，看到這個病人時，眉頭皺了一下：「嗯？她還沒死？」聽到主治醫師這麼說，護理人員氣得拍桌子：「你這樣說真的太過分了！身為病人的主治醫師，怎麼可以詛咒病人死亡？」

主治醫師也不理會她的怒吼，只是淡淡回了一句：「那妳覺得她會活嗎？」激動的護理師一時為之語塞，但看得出她相當不服氣。

眼見氣氛越來越僵，為了緩和這種劍拔弩張的場面，我趕緊用發問來打圓場：「我想護理師沒有惡意，或許把藥物做些調整，再聯絡腎臟科來幫病人洗腎，說不定老太太的病情可以再撐久一點。」

主治醫師這時候看了我一眼，很嚴肅地告訴我：「你自己也說了，多做的治療只是『撐時間』罷了，病人已經撐了一個月，難道還不夠嗎？你覺得再多撐個幾天，實質意義何在？你可知道家屬也已經照顧得心力交瘁？既然死亡是預期中的事，早一點發生，未嘗不是一種對病人、對家屬的解脫。」

或許主治醫師之前那句話不怎麼厚道，但聽完這席話的解釋，也開始覺得他這麼做似乎也沒有不對了。

一般來說，這類病患臨終前的變化是血壓會越來越低，接著心跳越來越慢，直到心跳停止。依家屬對病情最後的決定，是讓這個狀況自然發生、自然結束，以不增加病患的痛苦為原則，不做多餘的電擊與心臟按摩。

雖然我們預期病人的敗血性休克應該撐不了太久，但什麼時候會死亡，也真的很難準確預測。接下來的幾天，在沒有任何積極治療的狀況之下，血壓低到量不出來，病人也早已進入彌留狀態，但預期中的變化也始終沒有發生，心臟依然靠僅有的一點強心劑頑強地跳著。

大家其實都知道已經沒有治療可做，換個更直接的說法：病人正在「等死」。既然家屬已經能夠接受這個事實，醫療人員的態度也會相對消極，原來對於主治醫師的保守態度頗有微詞的那位護理師，也不再發表意見。

主治醫師甚至連病情解釋都免了，他認為應該給家屬多點空間與時間，讓他們與親人做最後的相處。因此雖然照例主治醫師會在加護病房的會客時間出現，但唯獨這床病人，他總是刻意略過。

「把強心劑停掉吧！已經太多天了，再這樣等下去也不是辦法，況且也沒有任何意義。」某天早上主治醫師突然下了這個命令，這讓我們大感驚訝。

「你確定嗎？這樣真的好嗎？」雖然在他面前我只是個學生，但也忍不住發出質疑。

「我再強調一次：很多事情該來的還是要來，病人的死亡並不是我造成的，我只是加速這中間的過程，也減少對病人與家屬的折磨。」主治醫師態度很堅定地一字一句說出他的想法。

在強心劑關掉後沒多久，很快地心跳停止，病人便往生了。主治醫師到場確認了病人的死亡，也確認家屬對整個治療的過程完全了解、沒有疑義。

送走病患之後，我繼續隨著主治醫師查房，「你覺得我無情嗎？我帶你去急診室看一看。」主治醫師帶著我去急診室看其他的病人。

「目前急診病患等待住院的狀況如何？」

「還有三位病患在等加護病房的床位，其中一位已經待床超過七十二小時。」急診總醫師向前來巡診的主治醫師回報。

隨著老師看過這幾位病患，一位是急性心肌梗塞、一位是嚴重外傷患者、甚至有一位已經因為心肺衰竭而使用上體外維生系統。每個病人都相當不穩定，都急需轉進加護病房，可惜加護病房床位有限，因此雖然危急，但也只能繼續躺在急診室。

「這幾個病人，每一個都比樓上那位老太太更需要住進加護病房。醫療資源有限的時候，我們有義務做合理的分配。」老師的這一席話，啟發了我從來沒思考過的問題。

「還記得那天護理人員跟我吵架嗎？我相信她一定覺得我很無情，或許你心裡也是這麼想，只是不敢說罷了。」當老師這麼跟我說的時候，我低下頭不太敢回話，確實，當時我心中也曾閃過相同的念頭。

「我們要救的不是只有『那一個』病人，還包括『這一群』病人。」

「一個注定早晚會死亡的病患，我們不應該投注太多資源做無效醫療，反而應該把資源集中給更需要的病人。」

「就像在戰場上，當我們資源有限時，我們該救最嚴重的？還是該救最有機會存活的？」

「在醫療上我是你的老師，醫療以外的倫理問題，請你自己想一想。」

多年過去，現在的我，醫療能力已不再是當年那個懵懂的醫學生；而醫療以外的倫理問題，在看盡生死之後，我也有了自己的答案……

仁心整型術

當被稱讚為「好醫師」時，難免會有點飄飄然，真以為自己很了不起；反之，若是遇上抱怨或投訴時，則是想盡辦法替自己找各種理由開脫。

護理站裡擺了好大一盆蘭花，上頭的落款是給某位同事，感謝他住院期間的照顧。一早查房時見到這盆花，又剛好遇到這位同事，走過他身邊時我禮貌性地說了一句：「你真了不起，病人這麼感謝你！」

顯然同事因為這盆花而心情很好，「自從當上醫師到現在，我收到的花已經可以開一座花園了！從當年實習到現在當了主治醫師，就經常有病患寫信感謝我，以前我曾經照顧過一位商界大老闆，他出院的時候，甚至還要介紹女兒給我認識呢！」我沒料到只是順口的一句話，竟開啟了他的話匣子，姑且不論他說的是事實或是誇大，但聽在同事耳裡，難免覺得他在自吹自擂。許多病患在出院時都會對於照顧自己的醫護人員表達感謝之意，在護理站收到病患致贈的花籃或水果，早已是司空見慣的事。所以這樣的恭喜，其實也只是同事間的閒話家常罷了。

「說真的，不是我自誇，我跟病人的關係一向很好。除了專業的治療之外，每天噓寒問暖、關心他們更是少不了，所以我從來不擔心會遇到醫療糾紛。這個病人治療的過程一波三折，我花了不少力氣才把他救活，病人全家都很感謝我。本來他們說要送我一個匾額放在醫院大廳，被我推辭掉了……」從他掩不住的滿臉笑意，看得出他對這件事情相當得意。或許他說的是事實，但這些事不是每位醫師本來就該做的事嗎？有些事情放在心裡高興即可，似乎沒必要把原本就該是自己應盡的責任以及病患發自真心的感謝拿來大放厥詞。

「這個病人得的是什麼病？」我忍不住好奇問了下去。

「他十幾年前動過胃切除手術，這些年經常因為腸沾黏而住院，是胃腸內科的老病人。他這次的症狀相當嚴重，已經引起腸阻塞了。」

「所以是內科會診你幫他開刀囉？」大多數的腸沾黏都可以採取保守治療，

但如果嚴重到造成腸阻塞，可能就得用手術方式來處理。

「原本的計畫只是做單純的腸沾黏分離手術，但手術中發現有一段腸子完全打結壞死，所以必須切掉重接。」

「從病人對你的感謝看來，應該恢復得相當順利。」

「原本應該是很順利的，沒想到竟發生術後的出血，問題出在切腸子的時候，住院醫師沒把血管綁緊。」原來手術後還有這麼一段插曲，接著同事忍不住抱怨起住院醫師的技巧有待加強，甚至扯到了醫學教育一代不如一代……

我聽完當下的感想是：手術後出血的原因何其多，他如何一口咬定是擔任助手的住院醫師犯錯？況且如果在手術中就發現住院醫師的動作不夠紮實，身為主治醫師，不是更應該確認手術的每一個細節？這種「歸功自己、歸咎他人」的態度，令人不甚苟同。

「術後有出血？後來你怎麼辦？」看來故事還有後續的發展，我也很想知道接下來他怎麼處理。

「還好出血量不多，不需要再開第二次刀來止血。病人的凝血功能還不錯，所以觀察幾天之後就控制住了。不過發生術後出血的那幾天，確實讓我提心吊膽，一天要去病房關心他好幾回。」

「那你還真不簡單，手術出了併發症，還能讓家屬那麼信任你感謝你。」一般來說，手術後如果出現了併發症，雖然不見得一定是醫療疏失，但家屬難免會有些微詞。

「剛發生術後出血的時候，家屬當然有不少質疑。還好我告訴他們是因為被內科醫師耽擱了病情，沒有及時會診外科醫師，以致錯過手術的黃金時間，所以病人才會因為腸子壞死造成容易出血的情形。而我接手治療的時候病情已經很不樂觀，也只能盡力補救這個問題。」

同事的說詞讓我難以接受，術後出血是任何一種手術都有可能發生的併發症，只要術前有詳加解釋，且當出血發生時有積極處理，多半都能夠解決並且獲得家屬的理解。畢竟任何治療都會有風險，也不會有任何一個醫師能保證絕對不發生併發症。用這種推卸責任的方式，來為自己手術的併發症開脫，我覺得不甚光明；對前一位照顧病患的內科醫師也不厚道，難保家屬不會對內科醫師的「延誤」有所責難。

不過看同事口沫橫飛地描述解釋病情經過，顯然他對於這樣的手段與結果相當滿意。所以我雖然皺了一下眉頭，但也不便再多說什麼。

「而且我一開始就把病情講得非常嚴重，讓家屬覺得恢復的希望渺茫。而當發生術後出血的時候，我甚至要家屬做病人會死亡的心裡準備。所以當病人不需要動第二次刀，後來還能順利出院時，家屬自然會非常感謝我，覺得我的醫術高明。」我能理解在解釋病情時，有時候確實必須強調治療的風險，讓家屬沒有過高的期待，以免當治療結果不如預期時，反而釀成醫療糾紛。從這位同事的說法聽來，這樣的解釋病情技巧被他發揮到了極致。

對於這些自吹自擂似是而非的論調，我已經不想再討論。為免打壞同事的好心情，我找個藉口離開、沒有多說什麼。

我相信這位同事為病人做了不少，也確實把他的病給治好了。只是家屬對他感謝的內容，似乎不完全與事實相符。

此事過後沒幾天，我又與這位同事不期而遇。不同於前次的意氣風發，這次他怒氣沖沖地向我抱怨，遭受到不理性的家屬投訴。

前不久，他幫一位闌尾炎的年輕人開刀，開完隔天就告訴病人可以出院。病人的母親因為病患仍有發燒的情形，而對出院有所疑慮，希望多觀察一兩天再回家。自信醫術高超的他仍然堅持沒問題，強調術後有點發燒都是正常的，因此家屬在半信半疑下接受了這個決定。豈知術後四天仍然持續高燒，不得已只好再來掛急診，檢查後發現腹內仍有殘餘的膿瘍，必須再度住院，使用抗生素治療。因為這樣的波折導致病患的母親對醫院投訴他：在病患尚未恢復時就趕病人出院。

他義憤填膺地把投訴單拿給我看，想當然耳，裡頭少不了情緒性的批評字眼，無論是誰看了都不會舒服。只是平心而論，讓術後仍在發燒中的病患出院，這事難免有點冒險。或許手術者對自己的技術與經驗深具信心，但又何必用「拍胸脯保證沒問題」的方式來展現權威，更況且是在不確定性極高的醫療工作中。

「闌尾炎『本來』就有可能產生術後感染，家屬什麼都搞不清楚就亂投訴！」同事對於這樣的投訴覺得相當委屈。

「你開刀前有先告知家屬這種可能性嗎？」如果手術前已經先告知，那事後要解釋就會簡單得多。

「手術的過程非常順利，我覺得發生的機會微乎極微，所以並沒有多講，但家屬難道不能認知任何手術都有可能感染嗎？」他的振振有詞令我捏一把冷汗。「真倒楣，家屬不知感謝，居然還投訴我！」看來在他根深蒂固的觀念裡，這整件事情都是家屬的問題。

面對來自病人的評價，每個醫師都希望得到信任與稱讚，當被稱讚為「好醫師」、或是「仁心仁術」時，難免會有點飄飄然，真以為自己很了不起；反之，若是遇上抱怨或投訴時，則是替自己找各種理由開脫，總之，都是自己被誤解或是投訴者搞不清楚狀況。

曾經聽人說過：「當你覺得別人對你的批評充滿誤解時，那麼對你的讚美是否更充滿了誤解？」同樣的道理，當我們認為來自病人或家屬的批評是一種誤解時，是否對我們醫術的稱讚，其實也是一種誤解？

責任分母化

分擔醫療責任與風險固然重要，但醫師自己的專業究竟在哪裡？所謂的「一切交給專家處理」的態度是否正確？

「請問總醫師，下個月我被安排跟哪位主治醫師？」實習階段最在意的就是自己被分配在哪位老師門下，因此每到月底總會先打聽自己下個月跟誰。

電話那頭傳來總醫師的答案，聽到後不自覺嘆了一口氣，我下個月要跟的主治醫師，有個特別的綽號叫「千百會」。

「跟他有什麼不好？你根本不必思考，只要開會診單就好了。」總醫師的回答語帶玄機。

查房時間主治醫師帶著學生們探視某位手術後的病患，「傷口很乾淨，各方面的恢復都很好。除了傷口疼痛之外，還有沒有什麼不舒服？」主治醫師親切地問病人。

「可能是貴院的空調溫度太低，所以這兩天住院期間有點咳嗽。」

「好的，我會幫你處理。」這確實不是什麼大問題，簡單開個藥吃就可以了。

走出病房時，我與主治醫師確認醫囑，也詢問他是否要幫病人開立咳嗽藥水。

「發個會診單給耳鼻喉科，請他們派人過來看。」我本以為他會同意我的建議，開咳嗽藥水給病人喝，但他卻指示我會診其他專科。

「咳嗽也不一定只是喉嚨的問題。」主治醫師這麼喃喃自語著：「再開一張會診單請胸腔科也來看。」

「會診耳鼻喉科和胸腔科？這不是單純的感冒咳嗽而已嗎？為什麼我們不能自己判斷？用這種理由發會診單，不知道收到的醫師會怎麼想？」我忍不住心中的疑惑，一連問了好幾個問題。

「你怎麼知道他只是感冒？如果是別的問題造成咳嗽怎麼辦？」他反問我的問題似乎也有點道理，一時間我不知道該怎麼回答。

「我的專長並非呼吸系統疾病，因此治療咳嗽不是我的專業，按照責任與風險分擔的原則，我會幫病人請專業人士來判斷。」主治醫師繼續說明他的理由。

「我覺得就算是耳鼻喉科與胸腔科醫師來看，應該也只是建議使用咳嗽藥水就好……」或許身為醫學生不該挑戰老師，但我實在無法理解這樣的邏輯。

「就算是，也沒關係。只要他們有白紙黑字記錄在會診單上，就可以證明這是他們的建議。如果病人不幸剛好是肺癌或其他嚴重疾病，他就不能告我『延誤診斷與治療』了。就算要告，也是告當初來看診的耳鼻喉科與胸腔科醫師，他們身為專業人士卻也沒看出來。說不定病人還會很感謝我，一點點小事情就願意幫他會診專科醫師。」主治醫師並沒有對我的提問感到不悅，反而越講越得意。

果然，接下來的發展一如預期。

我分別被來看會診的耳鼻喉科與胸腔科總醫師罵了一頓：怎麼連這麼小的問題都不能自己處理、當醫師要有解決病患問題能力云云。我只能很無奈地表示這是主治醫師的要求，當他們知道主治醫師是大名鼎鼎的「千百會」後，搖搖頭不再多說。

兩個專科的會診單回覆內容，都只有「開立咳嗽藥水與後續門診追蹤」的建議。病人對主治醫師「貼心」的小動作大表讚許，覺得他是個願意積極解決病患問題的好醫生。

其他諸如當病人抱怨夜裡睡不著時，即同時會診神經內科與精神科；老年人主訴有背痛的宿疾，則會診骨科、神經外科、甚至是復健科……完全不辜負大家幫他取的綽號「千百會」。

種種匪夷所思的會診，令我不禁開始思考：分擔醫療責任與風險固然重要，但醫師自己的專業究竟在哪裡？所謂「一切交給專家處理」的態度是否正確？醫療是個高度分工高度專業的工作，當治療病患遇到困難而需要其他專科協助時，自然得發會診單尋求協助、甚至是替自己的治療背書。

發會診單不僅是一門學問，更是一種藝術。

當專科分工越來越細，醫師就經常得在「專業判斷」與「分擔風險」中陷入兩難：介入太多，難免遭到質疑是剛愎自用、不肯聽取其他專家意見；做得太少，又惹來「什麼都不會，只會發會診單」之譏。

＊　＊　＊　＊　＊

場景回到急診室的急救現場，當年，專責的外傷科制度還尚未建立之時。

某天，送來了一位被大貨車撞倒的年輕機車騎士。

雖然檢查與治療都還沒開始進行，但單就傷患的外觀來看：昏迷應該是頭部外傷造成、右下肢有明顯變形與開放性骨折、胸部與腹部也不排除有內出血、會陰部與尿道口皆有血跡……這是一個典型的多重外傷患者。

為搶時間救治傷患，所有人員一擁而上，有人負責插管、有人建立點滴輸液、也有人聯絡放射師幫病人照X光。

在大家忙成一團時，負責現場的主治醫師卻只是忙著翻值班表，接著一一打電話給神經外科醫師、骨科醫師、胸腔外科醫師、一般外科醫師，甚至連泌尿科醫師也一併聯絡。

「病人的狀況相當不穩定，你能不能放下電話過來看一下？」或許是受不了他慢郎中的態度，一位護理師大喊要他別再講電話。

「這些外傷看來都需要手術，我又不是外科醫師，當然要聯絡專科醫師過來。」身為急診的主治醫師，他振振有詞地替自己的做法辯護。

「右腳有開放性骨折，而且持續滲血，懷疑有重要的血管受傷，請您來看一下。」住院醫師請他過來診視傷口，卻也被一口拒絕。

「不必看了，反正也不是我要幫病人開刀。先把傷口蓋起來，等骨科醫師到現場直接請他看就行。既然有血管的受傷，那我再來聯絡心臟血管外科。」接著他又自顧自去打電話。

「你兒子的傷勢很嚴重，我幫你請各個領域的專家來會診，他們現正在趕來。」聯絡完畢，他向守在急救室門口的傷患父母說明當前計畫。對於這樣的處置，家屬們當然不會有意見，甚至相當感謝他。

「我已經做到我該做的了，其他就等專科來接手治療。」除了一開始的插管、點滴與傷口包紮外，事實上他只做了打電話聯絡會診的動作。

接下來的半小時都在等待。

接到緊急會診的專科醫師們陸陸續續抵達現場，一時間急救室裡人滿為患，大家七嘴八舌針對自己負責的部分給意見。

「腹部出血的狀況需要立即開刀止血，不過他的腦部受傷似乎也很嚴重……」一般外科醫師就他所負責的腹部提出看法，同時看了神經外科醫師一眼。

「病人兩側瞳孔不等大，再加上重度昏迷，需要進行腦部手術。可是腹內出血的問題不能解決的話，光是開腦也沒用。」神經外科醫師就頭部外傷做出建議，但又把問題給丟回來。

「右下肢開放性骨折得立即開刀，否則會發生嚴重的感染。下肢動脈必須立刻重建！」雖然骨科醫師與血管外科醫師異口同聲，認為需要進行下肢緊急手術，不過他們也強調：「我們只負責骨頭與血管的部分，但相較於內出血與腦出血，肢體受傷大不了截肢，並不會威脅生命，因此可以等到病人穩定之後再處理。」每個人的立場與責任劃分都相當清楚。

「各位都是專家，請你們自行協調吧！我還有其他病人要看，這個病人就拜託各位了！」急診醫師居然拋下這句話就逕自離開，只留下一群趕來會診的醫師們，面面相覷錯愕地看著彼此。

問題來了，到底病人該由哪一科醫師來收治住院？同時有這麼多部位需要緊急手術，到底誰要先開誰要後開？

在病況緊急的當下，當然不可能讓大家坐下來開會討論治療方向，但各專科卻又只願負責自己專長的領域，其他的部分則事不關己，急診科醫師更是一副「我已經會診相關專科，因此責任不在我」的態度來面對。

最後，病人就在所謂的「分擔責任與風險」中死亡，而且沒有人認為是自己的問題。

由於類似的案例層出不窮，外傷科專科制度於是逐漸成形，也開始在各醫院裡協助急診的運作，只是所謂的「協助」，其責任的分際又在那裡？

「請問您是今天的外傷科值班醫師嗎？我這邊是急診，有一位老太太被機車撞倒，想請您來會診。」值班時間我接到急診醫師提出的會診。

「傷勢如何？目前狀況怎麼樣？您初步的判斷是……」我稍微詢問病情，一方面當做接下來看會診的參考，另一方面我也要知道急診醫師幫病人做了什麼。

「病人才剛送來，我其實還沒時間看她……」

「那也拜託您先評估一下病人吧！有初步的結果再通知我。」事實上急診本來就有第一線評估病人的責任，我不能接受什麼都沒做就直接開會診單的作法。

約莫一小時後他再度來電：「病人的生命徵象穩定，我幫她做了傷口換藥以及X光檢查，初步看來只有骨盆骨折。」

骨盆骨折是個可大可小的事，輕微的臥床休息幾天就會好；嚴重的卻有內出血的危險。

老年人的身體本就比較脆弱，再加上病人合併有劇烈的下腹部疼痛，雖說X光上只看到骨盆骨折，但無法排除是否有腹內器官受傷的情形。因此當我診視完病患後，我在會診單上回覆建議做電腦斷層，進行更詳細的評估。

「剛才你建議做的電腦斷層已經做好了。」又過了一會兒，急診醫師通知我檢查已做完。

「有什麼特別的發現嗎？」我相信他應該已經看過病人的片子，也有了初步的判斷，才會跟我聯絡。

「我沒有看。我已經會診你了，所以接下來的處置都由你決定。」電話那頭的回答簡潔有力。

當下我無法認同他處理病人的態度，但現在不是吵架的時候，先解決病人的問題比較重要。

電腦斷層上顯示某條血管破裂，目前正在持續出血中。

處理骨盆骨折造成的內出血得搶時間，於是我趕到現場吆喝著同仁們過來幫忙，「趕快安排血管攝影，再不去止血病人就要休克了！」急診醫師見到我來，也只是淡淡的說：「那就交給你全權負責了。」

或許是因為老太太的生命徵象穩定，所以她的床位被擺在急診室角落，身上沒有點滴、沒有輸血，沒有人把她當一回事。從送到急診到檢查出有內出血，已經過了三個小時，也就是說，病人已經流血流了三個小時。

雖然治療速度因為外傷科醫師的介入而加快不少，但就在即將送進血管攝影室止血前，心跳血壓開始不穩定，看來是持續出血造成的休克，可惜病人還是撐不下去，最後因為失血過多而急救無效。

事後院內針對此個案召開檢討會，希望在診斷、檢查與治療的流程中能夠有更高的警覺性，往後有類似的案例時，也許病人能夠更早一步接受治療。

「病人送到急診後，第一時間我就會診外傷科醫師了。所以我已經盡到『通知專科醫師』的責任，後續的責任應該由他來承擔。」他還是用同樣的邏輯來為自己辯護。

「如果每個病人一送到急診，就立刻會診相關的專科來評估，那請問急診科醫師的角色是什麼？」雖然大家是針對醫療過程做討論，但聽到對方這麼說，自己難免激動。

「我所做的處置都是依照外傷科醫師在會診單上的專業建議。所以醫療責任並不在我身上。況且判讀電腦斷層是放射科醫師的專業，若當時放射科醫師能夠即時提供病人正在出血的訊息，我就可以依照放射科的判讀報告做處置。」這真是將醫療分工與風險分擔的精神發揮到極致，連在場列席的放射科醫師也被無端拖下水。

會議在沒有共識下不歡而散，他這種根深蒂固的觀念不可能被改變，我們只能互相提醒，日後被這位同事會診時，自己要格外提高警覺。

行醫之道首要明哲保身，在高風險的時代，大家都怕惹醫療糾紛上身。況且醫療是一項需要分工合作才能完成的事，沒有任何一個醫師能解決病人全身的病痛，也沒有任何一個醫師需要替病人的健康負全部責任。

醫師身處合理分擔風險與推卸醫療責任的兩端，要如何取得平衡？權責分明、矯枉過正的結果，可能犧牲的，卻是病患最寶貴的生命。

無言的抗辯

對於家屬的抱怨，主治醫師選擇低姿態的回應。治療過程雖然不盡順利，但總希望醫病雙方能達成共識：醫師盡力治療，病家也能理解醫師的努力。

有一位胰臟癌的患者住院接受治療，他預定接受的是一項相當複雜的大手術：除了切除部分胰臟外，也必須同時切除十二指腸、膽囊、膽管、甚至是一部分的胃，在切除過程中很容易流血；接著還重建膽管、胰管與腸胃道，有些病人會因為癒合不良而導致重建失敗，因此手術時間需時很長，同時也有相當大的風險。

「胰臟癌切除是高風險的手術，通常需要進行八到十二小時，術後也需要觀察一段時間。可能的併發症包括手術後的大出血，或是縫合處癒合不良。有些病人會需要住院很久，嚴重的甚至會出不了院。」面對一個即將舉行的大手術，主治醫師召集了病患所有的家屬，反覆強調手術的困難以及可能的風險。

「我們都知道這是一個很危險的手術，但我們也已經打聽得很清楚，知道您是胰臟癌方面的專家，所以專程轉診來請您治療。我們完全相信您的專業。」家屬中的意見領袖代表發言，決定接受治療，也了解主治醫師再三強調的風險。

手術在隔天一早如期開始，但術中發現胰臟的腫瘤侵襲到一條重要的大血管，而切除時發生大量的出血。雖然後來出血獲得控制，但病人卻也失血超過八千毫升，甚至出現了失血性休克。

病人在術後被送進加護病房觀察，當下家屬並不是很滿意：「怎麼會流那麼多血呢？是不是醫師手術的時候太大意了？」

「手術前我已經說過非常多次，這種手術發生出血的可能性極高。現在血是止住了，接下來就看這幾天的變化。」或許是嗅到一絲火藥味，術後第一時間主治醫師就親上火線滅火。

由於術前的告知相當完整，主治醫師也算是國內治療胰臟癌的名醫，因此家屬們雖不滿意但仍可接受。

但是後續的恢復亦不順利，雖然不再流血，但伴隨休克而來的就是組織癒合不良，無論是重建的胰管、膽道、甚至是腸胃道，在這時候全都出了問題。

撐到術後第六天，病人的狀況越來越差，於是主治醫師決定再次進行手術。

可惜二度手術並沒有達到預期的效果，病情更是一路兵敗如山倒，看來病人正在走向多重感染與器官衰竭之路。隨著病情的日漸惡化，家屬也越來越沒有耐心，每次加護病房的會客時間，主治醫師總得花很多時間解釋病情。

「我和家屬們談過，不管健保給付與否，所有的藥物該用就用、能用就用，就算自費也沒關係。」某天早上，當加護病房的住院醫師向主治醫師報告病人狀況不佳後，他沉吟了半晌，「這個病人千萬不能死！」離開前這麼交代著。

可以想像主治醫師蒙受極大的壓力：病人專程從他院轉診慕名而來，結果卻不如預期；況且常規手術畢竟和緊急手術不同，即使手術前強調的風險再高，家屬多半還是會認為「走路進醫院的病人，就該走路出院」。

這些年由於重症加護醫療的進步，因此除基本的抗生素之外，還有很多對抗敗血症的武器，但健保卻不見得能給付每一位病患或每一項治療。只是在全力搶救病人的前提下，我們也顧不了那麼多。

可惜奮戰多日，依然無力回天。

「醫療團隊已經盡力，各項資源能用的也都用上，但病情一直沒辦法獲得改善。最後是這樣的結果，我個人也覺得很遺憾。不過就如我一開始所說，手術確實有風險，可惜避免不了……」病人死亡當日，主治醫師親自到場說明病情。在這個節骨眼上，只要一個溝通不良，就可能釀成醫療糾紛。

「你這麼說，我們也只能接受。我們本來以為，找權威醫師來處理就萬無一失，沒想到……」從家屬的語氣中可以感受出失望，但無法確定是否會轉化為興訟的怒氣。

「讓你們失望了。」對於家屬的抱怨，主治醫師選擇低姿態的回應。治療過程雖然不盡順利，但總希望醫病雙方能達成共識：醫師盡力治療，病家也能理解醫師的努力。

「住院的費用要廿幾萬，我們臨時籌不出這麼多錢。」病人的女兒向護理人員反映。「這個部分你們不用擔心，病人離院的手續可以先辦妥，之後再回來補繳費即可。」護理人員趕緊安慰家屬，也說明相關的繳費方式與流程。

家屬們帶著病人的遺體離開了。

時間一天一天過去，家屬並沒有任何提告或投訴。

某天早上，主治醫師接到院方行政人員的電話：「先前有一位胰臟癌的患者，手術後不幸過世，請問您還記得嗎？」

「怎麼了嗎？是不是家屬有意見？」在醫病關係緊張的時代，主治醫師有此直覺性的防衛反應很正常。

「病人住院期間的治療費用大約廿幾萬，到現在都還沒繳，院方這邊怕會變成呆帳。部門主管的意思是，想請主治醫師與家屬溝通一下……」電話那頭傳來這樣的建議。

「叫我去溝通？沒有搞錯吧，院方不是有專門的帳務人員嗎？你的意思是由主治醫師去跟家屬要錢嗎？」對於這沒來由的要求，主治醫師覺得莫名其妙。

「按照過去的經驗，遇到不肯繳交醫療費用的家屬，除了本身家境清寒或惡意賴帳之外，大部分都是因為對醫療過程有意見。據我所知，這個病人是非預期死亡，主管特別提醒您要注意，或許這是醫療糾紛的前兆。所以我們才會建議主治醫師能主動出面協調溝通。」行政人員的說法也沒錯，這是另一個預防醫療糾紛的管道。

「該解釋的我都解釋過了，手術前的風險也早已白紙黑字記載在病歷上。如果家屬真的有質疑，那我也沒辦法。無論如何，謝謝你的提醒。」說完主治醫師就掛上電話。

「家屬不肯繳錢，這關我什麼事？」他還自言自語嘟嚷這一句。

雖然全民健保支付了大部分的醫療費用，但對一個住院手術的病患來說，仍必須自行負擔一部分的金額。偶爾會遇到欠費不繳的病人或家屬，院方自然有催收的管道，理論上醫師不需要涉入這個部分。

半小時後，輪到院方的帳務人員來電：「請問您的病人欠繳的這筆費用，您打算怎麼處理？」說話的語氣像極了地下錢莊或討債公司。

「什麼『怎麼處理』？剛才已經表明立場，我不可能去跟家屬要錢的！」接到這接二連三的電話，主治醫師不由得也動怒。

「按照我們內部的評估，這個病人的醫療費用的有極高的可能會收不到。想請教您的是，有沒有替他付這筆帳的打算……」

「你這是什麼話？跟家屬收不到錢，就轉來跟我收？」乍聽這荒謬的要求，主治醫師勃然大怒，對著電話咆哮。

「您千萬不要誤會，我做這個建議是為您好。如果在時限內未收到家屬繳交的醫療費用，按照規定我們部門必須去電催討，甚至寄出存證信函。我擔心這個催帳的過程會引起家屬不滿，或許原本已經不打算再追究醫療上的責任，他們會因此而改變心意。」電話那頭冷靜的聲音，聽得出帳務人員處理這類案件經驗豐富，似乎也很習慣每位醫師必然的憤怒。

「醫療責任與醫療費用是兩回事。就算家屬真的覺得我有醫療疏失而提告，也不代表他們可以不用繳錢。」主治醫師說的不無道理。

「話是如此沒錯，不過家屬若是真的興訟，即使最後法院判決無罪，這當中得花好幾年的時間打官司，所花的律師費可能都不止這廿幾萬……所以我才會建議您，息事寧人就算了。」

帳務人員的任務很單純：不論這筆款項由誰來支付，只要收到錢就對了。而他此時這番話，令人分不出究竟只是為達成任務，或者真心替醫師著想來分析利害關係。

「你最後到底有沒有付？」這位主治醫師某天茶餘飯後和我提起這段往事，我直覺性地問他結果。

他嘆了一口氣沒有回答，不過從那無奈的眼神中，不難猜得出答案。

夾縫中的小醫師

此時，我分不出究竟是外院醫師真的這麼陰險，還是家屬故意搬弄是非、企圖激怒我，引誘我也數落對方的不是。

「手術中的狀況並不樂觀，病人一直處在休克狀態，而且胃部的破洞相當大。依照過去的經驗，即使以手術將胃穿孔縫合，再發生崩裂的可能性相當高；除此之外，病人也很可能因為嚴重的腹部感染而造成敗血症，甚至死亡。」在開刀房外的病情解說室裡，我一字一句地說明手術中看到的情形，以及後續極可能發生的各種併發症。家屬們個個面色凝重，似乎無法接受眼前的結果。

「是不是在前一家醫院延誤太久，才會把病情耽誤得這麼嚴重？」其中一位家屬，問了一句出乎我意料的問題。

「我沒有參與前一段的治療，因此無法回答這個問題，我只能就手術看到的部分做解釋。」長期以來受到的訓練，就是有幾分證據說幾分話，而醫療外的直覺也告訴自己言多必失。

這是一個胃穿孔的病患，原本在另一家醫院接受骨科的關節手術，手術後當天晚上卻發生了急性腹痛，經過初步的處置沒有改善，直到隔天下午才轉來本院。

抵達本院急診前，我已經接到院方公關人員的電話，將病患轉診到本院的醫師拜託我們特別關照，務必要讓病患順利恢復。「我知道了，麻煩您幫我回覆對方：『我們一定會盡力處理，但是否能順利恢復，得視病情的嚴重度才知道，現在還沒辦法確定。』」我早已習慣各路人馬的人情關說，只是我秉持一貫原則：對每位病患一視同仁，並且在沒有親自評估過病患前，不要輕易給承諾。

果然這不是一個好處理的病人，嚴重的腹內感染、敗血性休克、大到難以縫合的穿孔，要恢復不是不可能，但絕對沒辦法如外院醫師輕描淡寫地的「希望順利恢復」。

直到手術結束，我將病人轉入加護病房觀察，家屬還是一直追問：「為什麼會那麼嚴重？」「是否被延誤治療？」

我確實無法得知病患是否被延誤治療，又所謂「延誤治療」的定義該是多久？依照過去處理這類複雜病患的經驗，病情的嚴重度往往是多重因素所致，包括本身體質、生活習慣、過去病史等，就算真有所謂的「延誤治療」，也可能只是病情惡化的原因之一。

手術後的隔天，一大早我又接到電話，外院醫師透過公關人員與我聯絡，「謝謝您的大力幫忙，我也很信任您接手照護的能力，這位病患還請您多費心，如果有任何需要幫忙的部分，我都會義不容辭。」電話中的他相當客氣。

「您太客氣了，這是我應該做的，況且您還算是我的前輩呢。」確實，這位醫師比我資深得多，我也禮貌性地與他寒暄幾句。

豈料接下來的一整天，又有好幾位院內長官來電關心這位病患的狀況。其中一位長官話說得明白：「家屬對於對方轉診過來的時機太晚頗有意見，所以解釋病情上要小心，千萬不要在家屬面前亂說話。」「這個病人一定要小心處理，如果出了狀況，說不定連帶我們也會被牽連進去。」

聽完長官的解釋，我總算能把家屬的疑問與轉診院方的態度拼湊出完整畫面。只是也不免感嘆，自己基於職責治療這位病患，醫療上的病情已經夠棘手，但似乎醫療外的人情世故更是複雜。

很不幸地，如當初預期，在術後第五天發生了併發症，必須再次進行手術。由於在第一次手術後的病情解釋時，我已經預先告知高併發症的風險以及二度手術的可能，因此家屬們雖然有點意外，但對這個狀況與處置尚可接受。

第二次手術後病情急轉直下，一直無法控制嚴重的腹內感染情況，連帶的敗血症造成休克與多重器官衰竭，在所有治療都兵敗如山倒的狀況下，我嚴肅地告知家屬們，必須做好病患可能會死亡的心理準備。

「為什麼會這麼嚴重？建議我父親轉院的醫師告訴我們，這是簡單的小手術，開完刀幾天就可以出院了！」病人的女兒帶著難過與氣憤的語氣對我提出質疑。

「我從頭到尾都沒有說這是小手術，反而是一再強調病情的嚴重，第一次手術後我已經預告可能必須治療很久，甚至不一定能夠存活。」對於外院替我的治療妄下判斷，雖然感到莫名其妙，但我還是只針對我看到的情況做解釋。

「你一直都沒有告訴我，他們有沒有延誤轉診開刀的時機。我父親從前一天晚上就開始肚子痛，可是一直拖到隔天下午，他們才發現問題。從症狀發作到實際接受治療，這中間過了快要一天的時間。」

「我也已經說明過很多次了，是否有延誤我無法判斷。我只知道當時我治療的是一位因胃穿孔造成腹膜炎與休克的患者，而這類患者的死亡率極高。」我一直不想去挑動這條敏感的神經，再者，外院是否有延誤也並非我能置喙。

「況且病情的惡化往往是多重因素所造成，有些疾病本身就相當嚴重，這已經超越醫療所能克服的極限。」我試圖導正家屬的觀念，治療結果不如預期是疾病本身所致，而不一定和醫師有關。

「我們已經去找過前一家醫院的醫師了，他說他們沒有延誤，我父親轉出時還是好好的，是到了你們醫院才發生休克，所以是你們這邊的問題。他還說，既然轉診沒有延誤，治療上應該很簡單，但是因為你第一次沒有處理好，才會需要開第二次刀！」此時我分不出究竟是對方真的這麼陰險，表面上客客氣氣，卻背地裡在家屬面前捅我一刀；還是家屬故意搬弄是非、企圖激怒我，引誘我也數落對方的不是。

但是我得耐住性子按兵不動，這時候最忌諱的就是動怒與口不擇言，如果我也一時激動大聲反駁，甚至講對方醫院的壞話，說不定家屬口袋裡的錄音機將正好記錄下這些對話。

「當兩造各執一詞時，勢必有一方有錯。」我絕不能落入這種二分法的圈套。

* * * * *

「在哪裡休克並不是重點，也不是離開醫院門口時一切正常，後面的事就與他們無關。至於病人需要再次手術這件事，相信不必我再多做解釋，第一次手術後我就已經告訴過各位。這是一個不易治療的疾病，二度手術早在預期之中。」所幸治療的這段時間，與家屬們的互動還算良好，此時此刻我講的話他們還願意聽進去。

當時我心裡不解的是：或許家屬會將病情惡化或是治療結果不如預期，歸咎於是「醫師的錯」，而忽略了疾病本身的嚴重以及難以治療的程度；但身為醫療同業，為什麼也會陷入這種迷思？先入為主地認為是「醫師的錯」，只是並不是「我方醫師的錯」，接著再為了突顯不是「我方醫師的錯」，而把過錯推給他人。

病患在不同醫院間轉診，本來就是常見的事，由前一家醫院診斷，再由下一家醫院接手治療，雙方應該是合作的夥伴關係。怎麼會為了平息家屬的質疑，就一股腦把問題推給下游接手的醫師？

這種推諉的方式是兩面刃，自以為傷了別人，其實也傷了自己。

「我們去找他理論的時候，他把所有的錯都推到你身上，他說自己也很後悔把我父親轉給一位沒有經驗的年輕醫師……但是，你一直盡心盡力治療我父親，我們都看在眼裡，所以我們全家都很信任你。我們認為一定是病情被他們給耽誤了，如果當初能早點轉來，或許情況不會那麼糟。」家屬轉述對方醫師的話卻越來越難聽，即使一直保持冷靜的我也難免動氣。

「無論如何，盡力治療就對了，我很感謝你們一直以來的信任。」草草結束這段對話，我一個人回辦公室生悶氣。

對病人盡心盡力，卻還得蒙受不白之冤。

當天下午我接到院內某位長官的召見，他見到我劈頭就問：「前幾天是不是有一個外院轉診的病人，在你手上沒處理好，現在快死掉了？結果弄到家屬要去告對方醫院，他們的院長很生氣，他告訴我是你暗示家屬病人被延誤轉診……」

或許面對家屬我還有些語帶保留，但現在辦公室裡只有我和長官兩個人，我把病患就醫經過與治療過程詳細地交代一遍，並且毫不掩飾自己的憤怒。當中最令我心寒的，就是連自己的長官都聽信他人一面之詞，認為是我沒有將病患處置妥當，也誤會我是爭功諉過、搬弄是非的人。

聽完我的澄清，長官總算對來龍去脈比較了解了。他只是告訴我：「醫療上能做的我們盡量做，不管人家做得好不好，至少在我們醫院這部分不能有問題。至於和外院醫師溝通的部分，由我去應付，你不必跟他們多講什麼。」

幾天後，在家屬的要求下，將病患轉診過來的醫師到本院探視患者，他見到我時，一如先前在電話中交談時一般客氣：「雖然目前病人在貴院接受治療，但由於發生狀況時是在本院，因此我理當關心一下。我知道您是治療急重症病患的專家，我絕對相信您能處置得很妥當。我和貴院的院長是好朋友，他也推薦您的醫術，所以雖然家屬嫌你太年輕不可靠，我還是告訴他們要信任你。」

他在我面前說的話，與傳聞中在我背後說的話南轅北轍。

陷入這詭譎的羅生門中，此時此刻，我已經分不清敵我，究竟誰說的才是真、誰說的又是假？

當時我只有一個想法：不管背負著什麼樣的誤解，我唯一該做的還是回歸醫療專業，把病人給治療好。

在離開之前，他把我拉到一旁低聲交談：「我相信您也知道，家屬對本院的處置有點意見。不過這些質疑也不是三言兩語就能解釋清楚，當務之急是把病人救活，只要病情能恢復，那一切都好談。」無論中傷我的批評是否真的出自他口中，至少現在這番話我是認同的，我們共同的目標是把讓病人康復。「治療過程中請盡量用最好的藥物，如果需要自費也沒關係，本院會負責所有的費用。」他還附帶給了家屬這個承諾。

對這樣的條件我當然不會反對，但令人疑惑的是，既然他堅持自己的處置沒有瑕疵，何以要主動開出這張支票？一位護理人員直說：「這樣豈不是更顯得自己心虛？」

雖然我們不會因此濫用不必要的資源，但不可否認因為他的這句話，許多健保未給付的藥物，我們使用起來較無後顧之憂。甚至到了後期因為敗血症造成的肝臟衰竭，我們還用上一次就要自費數萬元的血漿置換術來治療。

經過七十幾天的努力，病人在團隊的努力下總算逐漸恢復，預計在幾天後出院。原先對我的治療並不信任的長官，此時態度也有一百八十度的轉變，「外院轉診這麼複雜的病人過來，都能被你治療好，我早就知道交給你沒有問題。」「這次的轉診治療相當成功，我會去和對方的院長談談，或許未來我們兩院可以循此模式繼續合作。」聽到這些誇獎，一點開心的感覺都沒有。我只想單純地把醫療工作做好，複雜的政治問題我不懂、也不想插手，更重要的是，長官的態度令我無法理解，究竟他考慮的是病患的健康、醫師的名譽、還是醫院的利益？

病人出院前，我又接到當初治療他的外院醫師來電，同樣也是恭維與感謝：「你真的很了不起！我原先以為這個病人一定沒機會了，沒想到你竟然能把他救活。還好病人能順利出院，不然家屬一定跟我沒完沒了！」

當時雖然我也是客套幾句，但我心裡真想大聲告訴他：「我的努力是基於自己的職責、為了治療病人，不是為了讓你逃過醫療糾紛！」

出院時結帳的金額高達幾十萬元，其中包括加護病房住院費、各種自費藥物與治療，還有後續的看護人事費用。家屬依照外院原先給的承諾去請款，不料卻遇到刁難：「住院金額這麼高，全部要本院負擔似乎不合理，我們要求兩家醫院應該協調分攤。」

消息傳回，無論是院方或是我個人，都完全不能接受對方說法：「豈有此理！我們盡力把病人治療好，還要我們分攤醫藥費？」

「幫忙付醫藥費是他與家屬之間的協議，現在出爾反爾耍賴也是他與家屬之間的事，本院的原則很清楚：盡力治療此位患者，但不介入外院與家屬間的糾紛。」院方高層在會議中替本院的立場定調。

家屬難免會對治療的過程提出質疑，是否真的有「延誤轉診」尚有討論空間，但一開始就示弱的態度已替未來種下敗因，爭功諉過的應對方式更將自己逼到絕境。聽說外院在企圖拖我們下水失敗後，與家屬達成某個金額的和解，但兩家醫院的關係也因為這件事產生心結……

看似複雜的醫療往往是最單純的，因為它只有一個目的：「救人」，也有標準的處置流程可供遵循；反而是應該單純的人情世故，卻往往最複雜，因為牽涉了太多人性的陰暗與利益的糾纏。

處在兩者夾縫中的小醫生，應該如何自處？

拚命之後？

回想這一路走來治療的過程，耗費了無數的醫療資源，終究還是治療無效。難道這一切都會是白忙一場？「明知不可為而為之」的拚命，真的錯了嗎？

一位中年男子在下班回家途中，遭到逆向行駛的汽車迎面撞上，送到醫院時已經沒有生命徵象。急診醫師立即為病人施行心肺復甦術，也同時通知當天的外傷科值班醫師到現場。

經過急救之後終於恢復了心跳與血壓，我在超音波底下發現病人有大量的腹內出血，於是做了馬上進行止血手術的決定。

「開刀？為什麼還要開刀？他的腦傷這麼嚴重，就算救活，也永遠不會醒了。」

隨後趕到的神經外科醫師，在看完他的腦部電腦斷層之後，不理解我為什麼要幫一個注定成為植物人的傷患進行手術。

「難道放任他流血至死嗎？」身為一個外傷科醫師，我無法接受一個正在流血的病人躺在面前，而自己卻袖手旁觀。「不管他會不會醒，我的責任是幫他止血救他的命！」我一邊回答、一邊把病人推進手術室。神經外科醫師的觀點不一定有錯，但與我的價值觀不同，當下我沒有理會他的質疑。

「要不要再等一等？我們盡量聯絡他的家人，或許要尊重家屬的意見。要是手術前沒有充分對家屬溝通清楚，等到開完刀真的變成植物人，難保不會有醫療糾紛……」由於病人是直接從事故現場被救護車送來醫院，身邊並沒有家屬陪同，因此醫院的社工也到場協助聯繫，他對我提出了這樣的建議。

「那麻煩你們繼續聯絡！病人沒辦法再等下去，再等下去就要沒命了。」

或許病人不會因為我的手術而醒來，但此時此刻手術的目的是為了救命，我相信只要能把命保住，或許他還有萬分之一的機會；若是沒有性命，那連這萬分之一的機會也沒有。

只是這個「目的」是否有「價值」？每個人的想法都不一樣。

透過手術治療，腹部的出血總算是獲得了控制，暫時沒有生命危險。但就如手術前所預測，病人合併有嚴重的腦出血，再加上到院時已無心跳血壓，更加重其腦部缺氧的情形，因此雖然被我們救回一命，但是他也永遠醒不過來。

手術前為了搶時間救命，沒辦法等家屬到齊、都了解病情後再開刀，手術後家屬們急著想知道病情。因此我邀集所有家屬，在加護病房安排了一次病情說明會，將病人從到院時的狀況、手術中所見，以及預期手術後的情形，做詳細完整的說明。

會中也有家屬質疑：為什麼病患成為植物人的機率如此之高，而醫療團隊還是決定替他進行手術？我的回答還是那句話：「命救活了，才有『會醒或不會醒』的問題；命沒救活，什麼都沒有。」

對於這樣的解釋，家屬們可以理解，也不再有質疑。只是當會議結束時，當天負責會診的神經外科醫師與我打了一個照面，雖然彼此沒有交談，但他對我露出一個「早知如此，何必當初」的表情。

在加護病房待了近一個月後，外傷的治療已經告一段落，但新的問題又層出不窮地產生。嚴重外傷造成了病患免疫能力的下降，身上各式各樣的管路又都是感染源，這段時間他反反覆覆地高燒不退，我很擔心病人會走向敗血症與多重器官衰竭之路。但是即使這些問題都一一克服，唯一不會改變的，還是他永遠不會醒來的事實。

我不得不開始思考，或許這樣的時刻，是該選擇放手的時候了。

＊　＊　＊　＊　＊

某一天的查房時間，我和幾位醫學生討論這個病人的病情與治療計畫，其中一位學生問我：「既然從一開始就知道他不會醒，我們的治療計畫到底該如何做才好？」

這已經是一個超過醫療專業的倫理問題，我反問學生們：「如果當天值班的是你，當下你要不要幫病人開刀？如果受傷的是你的親人，你又希不希望醫師幫他拚？」學生們的反應很兩極，有些人認為該放手一搏；也有人覺得不需要再做困獸之鬥。

身為一個外科醫師，從一開始對於開刀救命的執著，到現在因為預期無法恢復而決定棄守，我自己也無法理解自己的心境轉變。

我約了病人的妻子以及其他幾位較親近的家屬，和他們談談接下來的打算。

「病情的部分大致如以上所說，接下來我想聽聽你們幾位家屬的意見。」做完簡短的病情摘要後，我把發言權交回給家屬。醫療的專業意見由我來提供，但我更想知道他們關於醫療之外的想法。

「醫師，謝謝你們團隊的努力。說實在話，雖然我先生成了植物人，但沒有你們先前的努力，他現在早就已經沒命了。」

「您千萬別這麼說，這是我們的責任。只是依目前的狀況看起來，醫療還是有其極限，所以……」

「其實我們家屬都已經商量過，也做好他會離開我們的心理準備了。我們的希望是盡力延續他的生命，但如果病情真的走到無法挽回的地步，那就放手吧，不要再增加他的痛苦了。」病人的哥哥告訴醫療團隊他們最後的決定。

面對這類病患，這是很多家屬都會做的決定，我完全理解也絕對尊重。只是基於法律的規定，我請他們簽署了「臨終放棄急救同意書」，意即當病人到了臨終時，便不再為病人施行無意義的急救。

雖然治療的方向已經從「積極搶救」，轉變為以不增加病患痛苦為原則的「保守治療」，但畢竟還不到真正臨終的時候，因此該給的藥物與該做的檢查，我們依然一樣也沒少。

在加護病房裡，病人因為重度昏迷導致無法脫離呼吸器的使用，而長期使用呼吸器使得病人的肺炎始終無法改善，每一次的血液與痰液細菌培養，都呈現出複雜的多重抗藥性細菌感染。

如我們先前所預期，病人產生了敗血症與多重器官衰竭。

每週例行的加護病房團隊會議裡，我將這個病患的情況提出來討論，希望各專科的同事能給點意見。

「病人目前呈現敗血性休克的狀態，必須使用很強的升壓劑才能勉強維持血壓；這兩天的尿量急遽減少，腎功能指數亦不斷升高；黃疸指數比入院時上升了十幾倍，代表肝臟功能也開始衰敗……」負責報告的住院醫師洋洋灑灑列出病人目前的問題，竟然有七、八項之多，而且每一項都是致命的傷害。

「目前的腎功能指數已經達到腎臟衰竭需要洗腎的標準，只是不知道這樣的治療還有沒有意義。」與會的腎臟科醫師提出建議。

「透過血漿交換的治療（俗稱的洗肝），或許可以讓他的肝臟衰竭再拖久一點，不過若是根本的感染與敗血症無法控制的話，到頭來也只是治標不治本……」加護病房主任也提出他的看法。

「家屬的態度呢？他們希望我們能夠做到什麼程度？可預期這個病人終究沒辦法恢復，況且很多治療需要自費，先姑且不論他們花不花得起，他們是否願意花一大筆錢，換得延長一個植物人幾天或幾週的壽命？」另一位同事點出了很現實、但卻是最關鍵的問題。

「我一開始就說過這個病人不要開，繞了這麼一大圈，耗用這麼多醫療資源，到頭來還不是回到原點？」神經外科醫師在旁邊冷冷地說了一句風涼話，這問題令我啞口無言。

這是個沒有標準答案的大哉問。站在人命無價的立場，確實是應該不計一切盡力延續病人的壽命；但對於這樣的病患，什麼時候該是醫療的終點？

誰又能夠決定醫療的終點？

面對無力回天的疾病，或許我們只能盡力而為。

身為病人的主治醫師，我不認為自己有權力片面決定生死，但在專業上，我必須提出必要的建議。

「病人的狀況不佳，這件事已經跟家屬說明過很多次了。從與家屬幾次的會談看來，他們應該已經做好病人會離開的心理準備。我會建議他們就此放手吧，繼續拚下去只是把家庭也拖垮，病人還是不會好起來。」會議的最後，我做了這樣的結論。

「能夠幫他拚到這個程度，同仁們都盡力了。」說這句話的時候我刻意看了神經外科醫師一眼，即使他不認同，我相信大家都沒有錯。他在乎的是最終的結果，我執著的是治療的過程。

隔天我約集幾位家屬，就團隊會議的結果以及我個人的建議，與他們討論這個病人後續的治療方向。

「上次您已經與我們談過，我們的立場也表達過了。除了最後臨終前的心臟按摩與電擊之外，其他的治療我們還是要進行。」

「可是洗腎與洗肝也只是暫時延長病人的壽命，這不會改變他永遠不會醒來的事實；況且就算這一波的敗血症熬過去，之後還是會有許多其他可能的感染。」我試著向家屬們分析這當中的利弊關係。

「當初您不是就已經告訴我們，他永遠不會醒了嗎？既然一開始的決定是替他拚一拚，那為什麼現在您會用『他永遠不會醒』來建議我們放手？」的確，我現在的建議與當初的想法有矛盾之處，所以家屬們的反問令我一時為之語塞。

「沒關係，我知道您是為我們好，您也真的盡力了。我們的想法是：既然都拚到這一步，接下來該做的還是幫他做，如果救不活，那或許真的命運該是如此。」病人的妻子語氣相當堅強。

既然是家屬們的要求，醫療團隊也只能盡力配合。當晚腎臟科醫師就幫病人安排洗腎；此外雖然洗肝的費用不少，他們也毫不猶豫地簽署了自費同意書。

就這麼又拖了兩週，病人靠著各種管路與維生系統，支撐著如風中殘燭般的微弱生命。

剛開始幾天，病人的妻子每天都會準時在加護病房報到，我照例會在此時向家屬們說明病情與治療計畫，每次見面也都會提醒她，病人現在是靠著藥物與機器在支撐生命的事實。她的反應也很冷靜，點點頭表示她了解了。

據護理人員的轉述，她很詳細地向昏迷中的病人交代事情，包括自己的生活、孩子的教育、甚至是財產處理等，目的是希望他能安心養病，或者是安心的離開，自己與孩子都不需要他擔心。但就如同許多植物人病患的家屬，隨著病情毫無起色，來探視的次數也逐漸減少、越來越不頻繁，當她向病人把一切都交代完畢之後，我幾乎沒再遇到過她。

在這段近乎「苟延殘喘」的治療中，病人幾度已達命危的狀態，家屬們依然透過電話表示，除了最後的急救之外，絕不放棄其他的治療！

接下來的幾天，敗血性休克令血壓低到完全量不到，強心劑也已經使用到最大劑量，看來連維生系統都無法再支撐。病人還「活著」的證據，只剩下心電圖上微弱的心跳。

「照這樣的狀態，可能撐不過今天。」無論如何，我要求家屬們要到場來了解病情，當時我這麼告訴病人的妻子。

「我知道你們已經盡力了，這段時間謝謝你們。」

當天夜裡，病人的心電圖成為一條直線，他安詳地離開人世。

目送病人的遺體被送進往生室那一刻，我回想這一路走來治療的過程：從送到急診開始，總共經歷一個多月的時間，耗費了無數的醫療資源，終究還是治療無效。我究竟為病人做了什麼？實質意義又何在？

難道真的應驗了那位神經外科醫師一開始所說，這一切都會是白忙一場？「明知不可為而為之」的拚命，真的錯了嗎？

加護病房固定每個月底都會召開「死亡病例討論會」，將當月死亡的個案提出來報告。由於團隊已經針對這個病患討論多次，因此醫療的部分大家著墨不多，對病患的死亡也無異議。但針對醫療以外的部分，會中一位行政長官卻提出批評：「在健保給付如此吃緊的狀態之下，為什麼要在一個注定無法恢復的病人身上，投注這麼多的醫療資源？你們提供的都是『無效醫療』！」長官犀利的言詞，如同一把利刃刺進我的心裡。

當時雖然我沒有抗辯，但心中仍忍不住吶喊：「醫療行為的『有效』或『無效』，豈能以成敗論英雄？醫療資源使用的時機與價值，更不能只是用帳面的數字來論斷！」決定病人生死是神的權力，若要醫師在第一時間就用「預期的結果」來決定是否提供醫療，這未免把醫師的權力給過度膨脹。

面對最終的結果不如人意，再加上信念受到接二連三的挑戰，原本一向很執著的自己也不禁感到迷惘：在第一時間幫病人手術，究竟是為了替病人追求那微乎其微的機會、還是為了替家屬爭取更多心理準備的時間、甚至只是為醫師追求治療過程中的「無愧於心」？

所謂的「盡力而為」，又該是追求生命的長度，還是生命的品質？

後記

前方縱有黑暗，我亦持火前行

第一本書《拚命：一個急症外科醫師的生死筆記》的出版，讓我一圓作家夢，也讓更多人認識了外傷急症外科醫師這份工作，除了生離死別，醫療也可以是一件這麼振奮人心的事。書中有許多勵志的故事，讓讀者看到異於冰冷病房的溫暖面向。

這一次，試著讓自己從歡愉的氣氛中抽離，在熱血激情過後，我們必須冷靜地凝視與思考。

醫療有其極限，不是每個病人都能被救活。

人心莫測，並非每個病人都存有感謝醫師的心；而看似關心孝順的家屬，也可能有著包藏禍心的偽善；當然，披上了白袍也未必就有一顆純潔的心。

人心隔肚皮，肉眼只能見其外表。X光縱然能穿透皮膚表層，但看到的依舊只是生理構造與內部器官。外科醫師手起刀落後，只能夠看見心臟的跳動、血液的流竄、腦袋的鼓動，卻看不見一個人的想法、性格與價值觀。畢竟我能治療的僅止於肉體，而不是人心。

一個看似單純、甚至冷血的決定，背後往往有其因果；從不同角度與身分來看同一件事，解讀可能有天壤之別。循著對人性的觀察，我試著找出其中的來龍去脈，在這本書裡，透過文字分享給讀者。

一路走來，家人的支持是讓我保有對工作熱愛的最大動力，讓我沒有後顧之憂地在醫院為病人拚命；一同並肩作戰的伙伴們，總在專業上與信念上，當我最堅強的後盾。

除了第一線的急診與外傷醫療，很開心還有另一個文字創作的舞台，讓我可以暢所欲言，完整地記錄著生命和人性所帶來的感動與震撼。也感謝一直支持「傅醫師」或「Peter Fu」的朋友們，無論是網誌上超過一百五十萬人次的瀏覽人氣、每一場大小演講的聽眾，或是讀者們的熱烈迴響，你們都是促使我持續寫作的重要動力。

或許人性有醜惡的一面，但外科醫師這份工作教我要熱愛生命，也或許唯有依著對生命的熱愛，才能在險惡的醫病關係中繼續走下去。我熱愛醫療，也喜歡寫作，讀者的回饋讓我樂於記錄下行醫的點點滴滴，精采的醫院生活更創造了源源不絕的寫作靈感！

我以當一個外傷急症外科醫師為榮，我以當一個文字創作者為榮。

VIEW 013

醫生，不醫死／急診室的20個凝視與思考

作　　者—傅志遠
特約編輯—Patty Yang
主　　編—陳信宏
責任企畫—曾睦涵
封面設計—耶麗米工作室
版面構成—張瑜卿

董 事 長—趙政岷
出 版 者—時報文化出版企業股份有限公司
108019臺北市和平西路三段二四〇號四樓
發行專線—（〇二）二三〇六—六八四二
讀者服務專線—〇八〇〇—二三一—七〇五
（〇二）二三〇四—七一〇三
讀者服務傳真—（〇二）二三〇四—六八五八
郵撥—一九三四—四七二四時報文化出版公司
信箱—10899台北華江橋郵局第九九信箱

時報悅讀網—http://www.readingtimes.com.tw
電子郵件信箱—liter@readingtimes.com.tw
時報出版第二編輯部臉書—http://www.facebook.com/readingtimes.2
法律顧問—理律法律事務所 陳長文律師、李念祖律師
印　　刷—盈昌印刷有限公司
初版一刷—二〇一三年二月二十二日
初版六刷—二〇二二年八月十日
定　　價—新臺幣二四〇元

時報文化出版公司成立於一九七五年，
並於一九九九年股票上櫃公開發行，於二〇〇八年脫離中時集團非屬旺中，
以「尊重智慧與創意的文化事業」為信念。

醫生，不醫死 / 急診室的 20 個凝視與思考
/ 傅志遠著 . -- 初版 . --
臺北市：時報文化 , 2013.02
面；　公分 . --（VIEW；13）
ISBN 978-957-13-5726-3（平裝）

1. 醫病關係　2. 通俗作品

419.47　　102002110

ISBN 978-957-13-5726-3
Printed in Taiwan

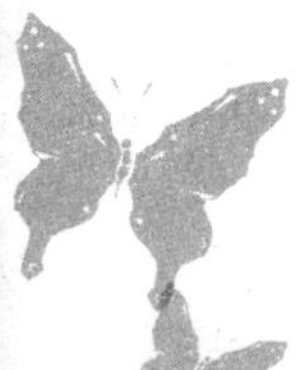